ALLES ÜBER DEN BART

First published in France by Groupe Eyrolles, Paris, www.editions-eyrolles.com
Titel der französischen Originalausgabe: Le Guide Pratique de la Barbe. Choisir, Tailler, Entretenir

Grafische Umsetzung: Studio Eyrolles
Layout: Hung Ho Thanh

Bildnachweis:
Jean Artignan: S. 68 (unten)
Barbe N Blue: S. 59, 76, 77, 78, 80, 81, 86
BIGSTOCK by Shutterstock: S. 25 o.
Hung Ho Thanh: S. 15, 68 (oben), 71, 72
Hung Ho Thanh und Jean Artignan: S. 28, 29, 30, 31, 32, 38, 39, 40, 41, 42, 43, 44, 45, 46, 47, 48, 53, 54 (oben), 55, 56, 57, 58
Shutterstock: And-One (S. 74), Cherkas (S. 79), Egudinka (S. 4, 5, 36, 35 außer unten rechts), Eugenio Marongiu (S. 25 u, 50), glebTv (S. 26), g-stockstudio (S. 20, 22, 82), Gutzemberg (S. 65), IZO (S. 54 unten links), MatoomMi (S. 37 unten rechts), mimagephotography (S. 33), Nicklay Grigoriev (S. 64), Oleg Gekman (S. 26), Peshkova (S. 27), SFIO CRACHO (S. 12, 84), Thomas Pajot (S. 52), Viorel Sima (S. 26), wernerimages (S. 34), wideonet (S. 19), Nejron Photo (S. 62), Ander5 (S. 73)

BarbeChic® ist eine eingetragene Marke

Haftungsausschluss: Alle in diesem Ratgeber beschriebenen Techniken dienen dazu, Sie beim Stutzen, bei der Pflege und der Rasur Ihres Bartes zu beraten. Die vorgestellten Hilfsmittel, insbesondere die für die Rasur, müssen mit Vorsicht verwendet werden und außerhalb der Reichweite von Kindern aufbewahrt werden. Weder der Autor noch der Herausgeber oder dessen Partner können für eventuelle Schäden durch unsachgemäße Anwendung haftbar gemacht werden. Zögern Sie in jedem Fall nicht, einen Profi zu Rate zu ziehen, damit dieser Sie in die in diesem Buch beschriebenen Techniken einführt.

Bibliografische Information der Deutschen Nationalbibliothek
Die Deutsche Nationalbibliothek verzeichnet diese Publikation in der Deutschen Nationalbibliografie; detaillierte bibliografische Daten sind im Internet über http://dnb.dnb.de abrufbar.

Übersetzung aus dem Französischen: Julia Hellmann

Satz und Redaktion der deutschen Ausgabe: Verlags- und Redaktionsbüro München, www.vrb-muenchen.de

ISBN 978-3-8307-0982-4

Printed in Hungary
www.stiebner.com
Dieser Titel ist auch als E-Book erhältlich (ISBN 978-3-8307-3022-4)

Verlagshinweis: Wir produzieren unsere Bücher mit großer Sorgfalt und Genauigkeit. Trotzdem lässt es sich nicht ausschließen, dass uns in Einzelfällen Fehler passieren. Unter www.stiebner.com/errata/0982-4.html finden Sie eventuelle Hinweise und Korrekturen zu diesem Titel. Möglicherweise sind die Korrekturen in Ihrer Ausgabe bereits ausgeführt, da wir vor jeder neuen Auflage bekannte Fehler korrigieren. Sollten Sie in diesem Buch einen Fehler finden, so bitten wir um einen Hinweis an verlag@stiebner.com. Für solche Hinweise sind wir sehr dankbar, denn sie helfen uns, unsere Bücher zu verbessern.

JEAN ARTIGNAN

ALLES ÜBER DEN BART

AUSWAHL, RASUR, PFLEGE

stiebner

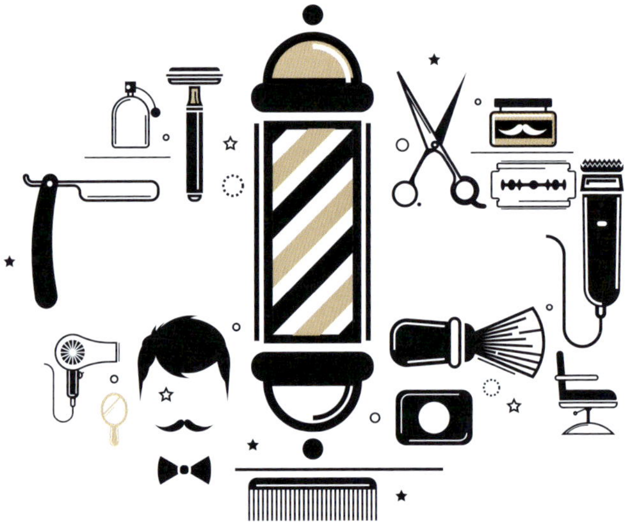

INHALT

VORWORT

Ich werde oft gefragt, wie der Stil des Bartes gewählt werden sollte, und dabei wird gleich von Gesichtsformen gesprochen. Doch so einfach ist es nicht ...

Die Analyse beginnt, sobald der Kunde den Salon betritt. Ich beobachte ihn von Kopf bis Fuß: seinen Kleidungsstil, seinen Gang, sein Verhalten; alles, was seine Persönlichkeit zum Ausdruck bringt. Ich frage mich: Was macht er beruflich? Ist er sportlich? Ist er vielleicht ein Künstler?

Nach einigen weiteren Fragen schlage ich ihm einen Bart vor, der zu ihm und zu seiner Erscheinung passt. Der Bart muss zum Gesamtbild passen und sich dabei als etwas Besonderes einfügen, denn jeder Bart ist anders, von seinem Wuchs, seiner Art und seiner Dichte her; Größe und Form müssen entsprechend angepasst werden.

Auch wenn die Gesichtsbehaarung nicht sehr ausgeprägt ist, bieten sich verschiedene Möglichkeiten, und ich erkläre dem Kunden auch gern, warum: »Du kannst dich für einen Soul Patch entscheiden«, sage ich, für »Koteletten, einen Kinnbart – dieser sehr kleine Bart verleiht dir einen ganz individuellen Touch und sagt viel über dich aus.«

Wenn ich einen eher nüchternen Buchhaltertyp vor mir sitzen habe, wird sich dieser erfahrungs gemäß eher für einen Bart mit eckiger Form entscheiden; eine sanftmütige, vielleicht sogar ein bisschen schüchterne Person wird eine runde Form bevorzugen; ein Grafiker legt meist besonderen Wert auf die optisch ansprechende, gern ein bisschen extravagante Gestaltung seines Bartes.

Zum Schluss sage ich meinem Kunden Folgendes: »Es kommt nicht nur auf den Bartstil an, für den du dich entscheidest, sondern auch auf die Art, wie du deinen Bart stutzt, wie du mit der Linienführung spielst – unabhängig davon, ob diese horizontal, kurvig, vertikal oder diagonal ist. All das zusammen wird zu einem Gesamtbild als Ausdruck deines Charakters verschmelzen.

Außerdem ist ein Bart auch bestens dazu geeignet, die Aufmerksamkeit auf sich zu ziehen – und so von anderem, einer kleinen Narbe beispielsweise oder einer beginnenden Glatze, abzulenken ...

Mir sind schon viele Männer begegnet, die an Selbstvertrauen gewonnen haben, nachdem sie beim Barbier waren. Ich erinnere mich beispielsweise an einen zunächst etwas reserviert auftretenden Kunden, bei dem der neue Bart eine umfassende Veränderung bewirkt und ihn dazu bewegt hat, seinen ganz eigenen Look zu kreieren, auch was Kleidung und Brille angeht.

Mit einem Bart ist alles möglich, die Formen sind nahezu unendlich. Und die große Chance, die wir Männer haben, besteht darin, dass wir leicht verschiedene Styles ausprobieren können, denn ein Bart ist vergänglich.

Dein Bart gefällt dir nicht mehr?

Rasier ihn einfach ab und beginne einige Tage später von vorne, ohne dass es in einer Katastrophe ausartet.

Mit diesem Buch werden sie mehr Fertigkeiten erlangen, um auch ausgefeiltere Stile ausprobieren zu können, etwa einen Oberlippenbart. Und wem die morgendliche Rasur bislang vielleicht eher lästig war, für den wird die Bartpflege nun zu einem intimen Moment, einem willkommenen Ritual im Einklang mit sich selbst.

Inzwischen gibt es auch eine breite Palette von Pflegeprodukten speziell für den Bart, mit denen Sie Ihre Gesichtsbehaarung nach Lust und Laune pflegen und modellieren können. Wer also auf der Suche nach einem geeigeneten Style ist, nach guten Techniken zum Stutzen und zur Pflege sowie nach Tipps und Tricks rund um das Thema Bart – für den wird dieser Ratgeber eine wertvolle Hilfe sein.

»Die Wahrheit kommt mit wenigen Worten aus«, erkannte schon Laotse, ein chinesischer Philosoph, der im 6. Jahrhundert v. Chr. gelebt haben soll. Deshalb lassen Sie mich nun mit meinen Worten schließen: »»Wenn du Löcher im Bart hast, verstecke sie nicht, sondern nimm sie an!«

Anthony Galifot
Friseur – Ausbilder – Barbiermeister und Markenbotschafter der französischen »Barbe N Blues«-Kette.

WER IST EIGENTLICH JEAN?

Während eines Urlaubs am Jahresende habe ich mich, wie so viele Männer in ihrer freien Zeit, dazu, entschlossen, meinen Rasierer ganz hinten in der Schublade zu lassen. Einige Tage vor dem Ende des Urlaubs musste ich im Büro vorbeigehen, um ein Dokument abzuholen. Als ich ankam, begegnete mir eine Kollegin und sagte zu mir: »Jean?! Ich habe dich fast nicht erkannt, der steht dir aber gut, der Bart. Du siehst ganz anders aus, behalt ihn doch ...«

Da dachte ich mir: »Warum nicht?«

Mir war aber auch sofort klar, dass mein Bart in meinem Beruf, in dem ich ständig direkten Kundenkontakt habe, makellos zu sein hat. Also machte ich mich auf die Suche nach einer Internetseite zum Thema Bart. Als ich auf der Suche nach praktischen Informationen nicht fündig wurde, entschied ich mich dazu, erst mal meine eigenen Erfahrungen zu machen.

Nach einigen missglückten Bartrasuren und zahlreichen im Selbstversuch erprobten Utensilien stellte ich fest, dass ich mir einen Erfahrungsschatz angesammelt hatte, der es wert war, in einem Blog mitgeteilt zu werden: Das war die Geburtsstunde von BarbeChic (www.barbechic.fr), in dem alle Themen des modernen Bartträgers besprochen werden können.

Parallel zum Aufbau meines Blogs kamen Bärte immer mehr in Mode. Ob auf den Gesichtern von Schauspielern, Sportlern oder Fernsehmoderatoren – man sah sie einfach überall. Dementsprechend rasant stiegen auch die Klicks auf meinem Blog; immer mehr Artikel wurden immer öfter gelesen. Um die nötige Qualität halten zu können, begann ich vermehrt, auch Profis nach ihren Erfahrungen und Techniken zu befragen und ihre Tipps und Tricks an meine Leser weiterzugeben.

Der neuen, haarigen Mode verdankt auch das traditionelle Handwerk des Barbiers seine enorme Aufwertung in den letzten Jahren. Für mich öffneten sich so die Türen zu einer ganz eigenen Welt.

Oft wurde und werde ich zur Eröffnung neuer Barbershops eingeladen – dabei ergaben und ergeben sich viele schöne Begegnungen. Ich tauchte in diese Szene ein wie in ein ganz neues Universum, in dem eine meist völlig ungezwungene

Atmosphäre vorherrscht, in der man sich duzt und gute Laune hat und der Beruf viel mehr ist als nur irgend ein Job: nämlich eine wahre Leidenschaft ...

Dieser Szene verdanke ich übrigens auch, dass ich nun ganz persönlich für mich die traditionelle Rasur wiederentdeckt und dem Rasierer meines Großvaters zur Pflege meiner Bartkonturen neues Leben eingehaucht habe.

Ebenfalls parallel zum Aufbau meines Blogs begann ich damit, verschiedene Pflegemittel und Zubehör für Bart und Rasur (Öle, Shampoo, Bürsten) zu testen. Um der wachsenden Nachfrage meiner Leser nachkommen zu können, eröffnete ich schließlich einen Onlineshop, in dem man heute ein ganzes Sortiment an speziellen Produkten zum Thema finden kann. Ein paar Monate später bekam ich dann an einem herrlichen Sommernachmittag eine E-Mail zu lesen, in der lapidar stand: »Guten Tag, ich habe Ihren Blog gelesen. Wären Sie an einem Buchprojekt interessiert?«

So fing also alles an, und ich freue mich sehr, dass nach der französischen Ausgabe meines Buchs nun auch eine deutsche Übersetzung davon erscheint.

»Alles über den Bart« ist ein umfassender Ratgeber geworden, in den nicht nur meine eigenen Erfahrungen als bartliebender Mann und Blog-Autor im Austausch mit vielen Lesern eingeflossen sind, sondern auch all das, was mir viele leidenschaftliche Barbiermeister bei meinen Begegnungen erzählten.

Und so hoffe ich nun, dass dieses Buch auch bei Ihnen – egal, ob Sie Anfänger oder Einsteiger sind, auf der Suche nach neuen Tricks oder einfach neugierig – die Begeisterung weckt, Neues auszuprobieren, Ihren Style noch persönlicher zu gestalten und die Pflege Ihres Bartes noch weiter auszufeilen.

Jean
www.bartstil.de
www.barbechic.fr

BarbeChic

AUSSAGEN VON MÄNNERN MIT BART

Bevor ich mich mit dem Thema beschäftigt habe, wollte ich ein paar Aussagen von Männern sammeln, um zu wissen, welche grundsätzlichen Fragen sie zum Thema Bart haben. So bin ich also an einem Frühlingsnachmittag zusammen mit Anthony (Barbiermeister) und Swann (Gründer der Marke Barbe N Blues) losgezogen und habe mich im Stadtzentrum von Nantes dazu umgehört. Hier ein kleiner Auszug dessen, was wir dabei zu hören bekamen.

»Sobald mein Bart etwas länger ist, habe ich Probleme mit der Pflege.«

»Ich als Kerl weiß nicht, was ich will, weder bei meinen Haaren, noch bei meinem Bart. Wenn meine Freundin zum Friseur geht, kann sie ihm genau sagen, was sie will. Ich wünschte, ich könnte das Gleiche bei meinem Barbier tun.«

»Ich schenke meinem Bart viel Aufmerksamkeit, aber ich weiß nicht, wie ich mich dabei anstellen soll.«

»Ich habe einen unregelmäßigen Bartwuchs, ich würde gerne einen Bart tragen, aber ich bin unsicher, welcher Stil mir steht und was ich tun muss, damit er sauber aussieht.«

»Früher hatte ich einen Bart, aber nun rasiere ich mich wieder, da es viele Unannehmlichkeiten gab; mit der Zeit begann er zu jucken, mein Bart wurde trocken, und die Haare sträubten sich ...«

»Ich würde gerne einen Bart tragen, doch er ist schwarz-weiß ...«

»Ich würde gerne mal einen Oberlippenbart ausprobieren, aber ich weiß nicht, wie...«

Wie Sie sehen, haben die meisten Männer schon einige Erfahrungen mit Bärten gemacht und noch mehr Fragen dazu. Alle diese Fragen wollen wir Ihnen auf den folgenden Seiten beantworten, um Ihnen Schritt für Schritt die Gelegenheit zu geben, sich in einen wahren Gentleman mit Bart zu verwandeln!

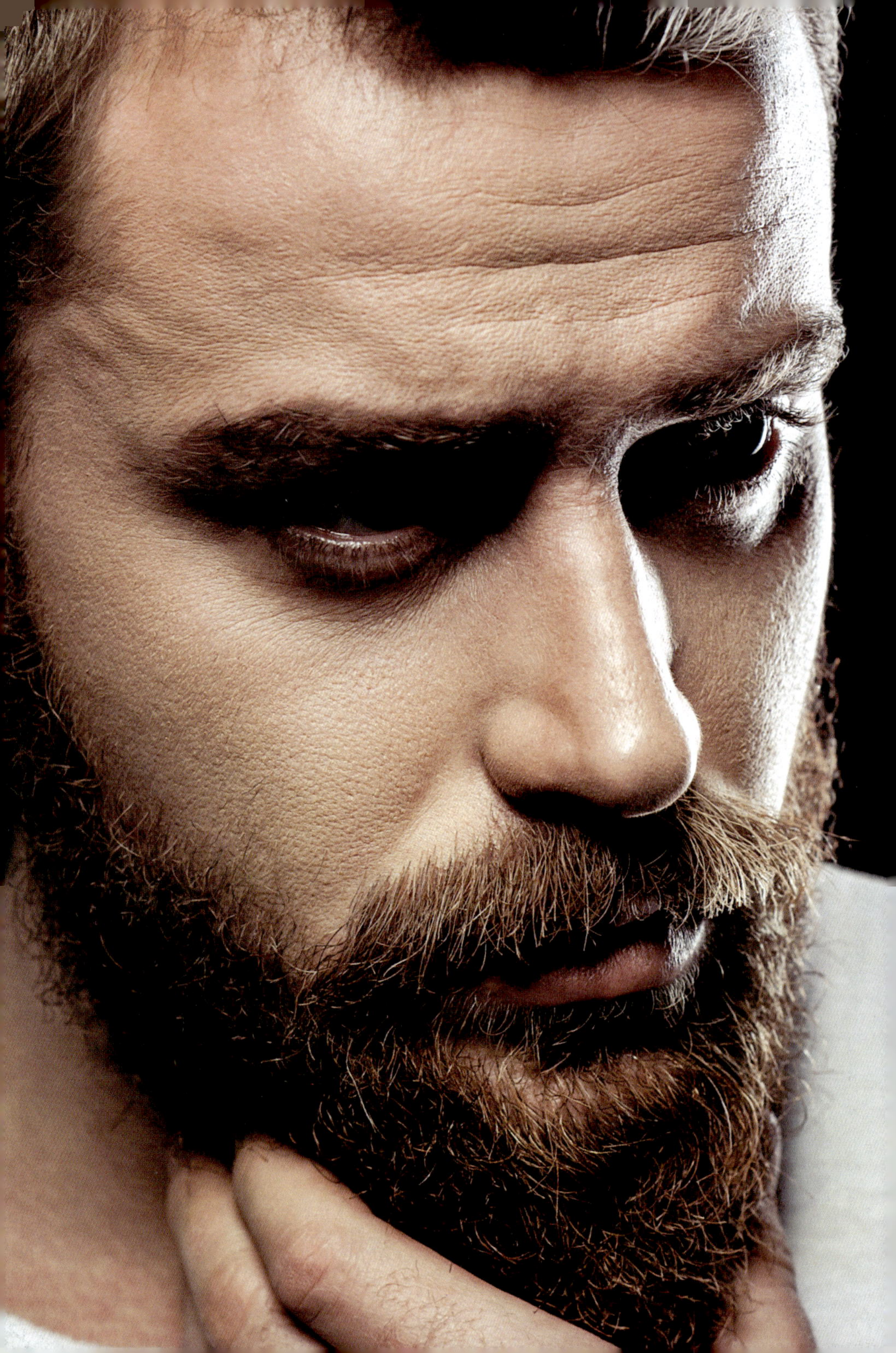

1

EINLEITUNG

HAARE UND BART

Back to the roots

Unsere Haare haben wir nachweislich von unseren Vorfahren geerbt. Wie jedes Säugetier brauchten diese ein Fell, um sich zu wärmen.

Mehrere Tausend Jahre später gibt es diesen Haarwuchs immer noch auf dem gesamten menschlichen Körper, nur ist er für das bloße Auge kaum zu sehen: Von unseren etwa fünf Millionen Haaren nimmt der größte Teil die Form eines durchsichtigen Flaums an und ist meist schwierig auszumachen. Die Stirn zum Beispiel ist eine der Körperregionen mit den meisten Haaren.

Die Bereiche unseres Körpers mit sichtbarem Haarwuchs enthalten dickere und dunklere Haare, deren Wachstum hauptsächlich von Hormonen gesteuert wird. Die unterschiedlichen Haarkonzentrationen am Körper scheinen auch heutzutage noch eine Funktion zu haben. So bewahren Kopfhaare den Kopf vor Kälte. Wimpern und Augenbrauen schützen das Auge vor Schweiß und Staub. Die Härchen in den Ohren wie in der Nase bilden einen Filter gegen Verunreinigungen. An anderen Körperbereichen beugen die Härchen der Erwärmung durch Reibung vor und tragen zur Verdampfung von Feuchtigkeit bei.

Und der Bart?

Wie bei unseren Ahnen hat der Bart auch bei uns eine wärmende Funktion zum Schutz unseres Gesichtes. Warum gibt es ihn dann nur beim Mann, nicht auch bei der Frau?

In der Realität haben Frauen genauso viele Haare im Gesicht wie Männer, doch sie sind so fein und durchsichtig, dass man sie fast nicht sieht. Das bei Männern in großer Menge vorhandene Hormon Testosteron begünstigt das Wachstum eines dickeren und robusteren Haars als bei Frauen.

Beim Mann wird zudem während der Pubertät das Bartwachstum durch Hormon-»Peaks« beschleunigt. Diese Peaks verursachen auch das Auftreten von Haaren an anderen Bereichen des Körpers und die Veränderung der Stimme. Alles zusammen markiert den Übergang zum Erwachsenenalter. Im Allgemeinen erscheint ein erster Flaum oberhalb der Oberlippe etwa im Alter von 15 Jahren, anschließend an den Wangen und am Kinn etwa mit 16/17 Jahren. Bis zu einem Vollbart mit maximaler Gesichtsbehaarung muss man in der Regel bis zum

Alter von 20 oder sogar 25 Jahren abwarten. Doch das kann vom einen zum anderen Individuum sehr stark variieren.

Haarstruktur

Der etwa 4 mm unter der Haut liegende Bereich wird gemeinhin Wurzel oder Follikel genannt; an seiner Basis findet man eine dermale Papille, die aus zahlreichen Gefäßen besteht. Der sichtbare Bereich bildet den Haarschaft.

Die Wurzel steht in Verbindung mit einer oder mehreren Talgdrüsen. Letztere scheiden Talg aus, das Haare und Haut gleichzeitig mit Fett versorgt, um einer Austrocknung vorzubeugen. Dies trägt zur Bildung des Wasser-Fett-Films bei, dessen Hauptfunktion die Bildung einer Schutzbarriere gegen Bakterien ist und dabei die Haut geschmeidig hält.

Barthaare haben die gleiche Struktur wie Kopfhaare, sind jedoch im Gesicht dicker als auf dem höchsten Punkt des Schädels. Sie sind sogar die dichtesten des gesamten Körpers.

Haarwachstum

Die Lebensdauer eines Haars unterteilt sich in drei Phasen. In der ersten, der Wachstumsphase (Anagenphase), wächst das Haar. Sie beginnt mit der Bildung der Wurzel und dauert einige Monate für die Körperhaare, etwa ein Jahr für einen Bart und bis zu sechs Jahre bei Kopfhaaren. Dies ist die längste Phase des Haarzyklus. Die zweite Etappe (Katagenphase), dauert circa drei Wochen und ist eine Übergangsphase. Das Haar befindet sich im Ruhezustand, das Wachstum steht still, und die Wurzel beginnt, sich langsam zu zersetzen. Die letzte Phase ist der Ausfall des Haars (Telogenphase). Das Haar fällt durch den Schub eines neuen nachwachsenden Haars aus. Diese Phase variiert je nach Körperbereich und Individuum. Bei Kopfhaaren wird sie auf durchschnittlich ungefähr drei Monate geschätzt, beim Bart auf zwei Monate.

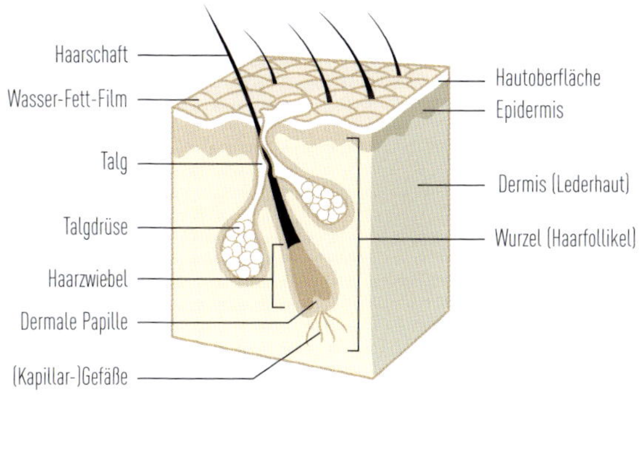

Bartwuchs

Der Lebenszyklus eines Barthaars beträgt ungefähr 15 Monate. Jedes Haar befindet sich in einem anderen Stadium: etwa zwei Drittel in der Wachstumsphase, ein Drittel am Lebensende und nur einige wenige in der Ruhephase.

Dieses sequentielle Wachstum stellt eine konstante Erneuerung Ihres Bartes sicher, was erklärt, warum der Ausfall von Haaren sich kaum bemerkbar macht. Auch daran liegt es zum Teil, dass Sie vielleicht den Eindruck haben könnten, dass einige Barthaare schneller wachsen als andere.

Im Durchschnitt wächst ein Barthaar 0,4 mm pro Tag. Aber auch das kann von Mann zu Mann stark variieren.

Hauptsächlich verantwortlich für den Bartwuchs sind die folgenden Faktoren:

- **Vererbung:** Es ist so gut wie sicher, dass Ihre Behaarung der Ihrer Vorfahren täuschend ähnlich sein wird.
- **Hormone:** Östrogene, Testosteron oder Schilddrüsen-Hormone beeinflussen die Lebensdauer des Haares und auch seine Dicke.
- **Stoffwechsel:** Ein Mangel an Vitaminen, Aminosäuren oder Mineralien kann das Wachstum verlangsamen, einen Ausfall, eine Depigmentierung oder sehr dünnes Haar herbeiführen.
- **Externe Faktoren:** Stress, medikamentöse Behandlung, Schlafmangel und Nikotin.

Stimmt das?

Nach dem Rasieren wachsen die Haare schneller, sind dicker und dichter.
Falsch, technisch betrachtet schneidet der Rasierer das Haar nur an der Oberfläche ab. Die Haarzwiebel bleibt intakt, ein dem abgeschnittenen identisches Haar wächst weiter. Das Gefühl eines festeren Haares kommt vom schrägen Abschneiden und von der Tatsache, dass ein kurzes Haar fester wirkt – je länger es wird, desto weicher wirkt es.

Wenn Sie möchten, dass Ihre Barthaare so schnell wie möglich wachsen, gibt es nur eine Lösung: Lassen Sie sie wachsen, ohne einzugreifen.

(Es gibt aber auch manche Barbiere, die fest der Überzeugung sind, dass das Stutzen des Bartes nach einem Monat das Wachstum reaktiviert.)

Die Anwendung bestimmter Kosmetika und Pillen kann die Behaarung steigern.
Falsch, auch wenn Sie die verschiedensten Produkte auf dem Markt finden werden, die dichten Bartwuchs versprechen. In der Realität ist der Einfluss solcher Produkte aber nur sehr gering. Das Gleiche gilt für gewisse Nahrungsergänzungsmittel, die Ihnen einen seidenweichen, widerstandsfähigen Bart versprechen, der noch etwas schneller wächst: In den Bereichen, in denen vorher nichts dergleichen wuchs, wird auch danach nichts wachsen. Sonst wäre der Hersteller eines Mittels gegen Haarausfall auf dem Kopf längst mehrfacher Millionär …

Da die wesentlichen Faktoren für Wuchs und Verteilung des Haares genetisch bedingt sind, kann man also nicht viel tun. Der einzige Bereich, den Sie beeinflussen können, ist Ihr Stoffwechsel. Achten Sie auf eine möglichst gesunde Lebensweise, wie sie Ihnen auch von jedem Arzt empfohlen werden dürfte:

- auf eine ausgewogene Ernährung, reich an Vitaminen, Aminosäuren und Mineralien;
- auf eine regelmäßige körperliche Betätigung,
- auf ausreichend Schlaf,
- auf genügend Entspannungsmomente zur Reduzierung von Stress,
- und verzichten Sie auf Nikotin- und Alkoholkonsum.

Diese Tipps mögen recht allgemeiner Natur sein, doch nur mit einem gesunden Organismus können Sie einen widerstandsfähigen Bart und Haare mit optimiertem Haarwuchszyklus haben.

Tägliches Bürsten kann das Wachstum leicht beschleunigen, indem die Haarzwiebel stimuliert wird. Aber Vorsicht, nicht übertreiben – einmal pro Tag reicht, ansonsten tritt der umgekehrte Fall ein, dass das Haar ausfällt. Bierhefe und Rizinusöl sind dafür bekannt, die Wachstumsgeschwindigkeit zu stimulieren, aber auch das füllt keine Löcher im Bart. Im Fall von unbehaarten oder wenig behaarten Stellen lege ich Ihnen folglich nahe, idealerweise all die Tipps in diesem Ratgeber zu befolgen …

BART TRAGEN – WARUM?

Fünf gute Gründe

Wir haben Männer auf der Straße nach den Gründen dafür gefragt, warum sie einen Bart tragen oder gern einen tragen würden. Bei Paaren waren es interessanterweise häufig die Frauen, die auf unsere Frage antworteten. Hier eine Auswahl derjenigen Antworten, die wir am häufigsten zu hören bekamen:

- **Grund Nr. 1:** »Aus Bequemlichkeit, so muss ich mich nicht jeden Tag rasieren. Und auch, weil das Rasieren meiner Haut ein wenig schadet.«
- **Grund Nr. 2**: »Der Bart macht mich älter und gefällt mir. Ich wirke reifer, ohne sehe ich viel jünger aus.«
- **Grund Nr. 3**: »Ich liebe ihn! Er ist männlich und sehr weich. Ich zwinge meinen Freund dazu, seinen Bart mehr als drei Tage wachsen zu lassen.«
- **Grund Nr. 4**: »Es ist eine Frage des Looks. Ein echtes Stilmittel, man kann ihn auf viele Arten trimmen, um das Aussehen des Gesichts zu verändern …«
- **Grund Nr. 5**: »Er ist sexy und voll im Trend. Ich habe mich bei einigen Partnerbörsen angemeldet und sehe, dass es mit Bart sehr gut läuft!«

Ist ein Bart auch gut für die Gesundheit?

Ja! Oder zumindest kann er ein interessanter Faktor dabei sein, und zwar gleich aus mehreren Gründen:

Ihr Bart wirkt wie eine Isolierschicht, die Sie vor Wind und Kälte schützt und so verhindert, dass Ihre Haut austrocknet. Wenn Sie zusätzlich noch darauf achten, Ihre Gesichtshaut gut mit Feuchtigkeit zu versorgen, werden die Zeichen des Alterns weniger sichtbar sein.

Ein Bart mildert ebenso die Symptome von Asthma und Allergien. Die Gesichtshaare und insbesondere jene in der Nähe der Nase wirken dabei wie ein Filter, der Pollen und Staub aus der Umgebung einfängt.

Ein weiterer positiver Effekt: Ohne Rasur oder wenn Sie nur einen Teil Ihres Gesichtes rasieren, mindern Sie die Risiken von Hautirritationen und sogar von Infektionen. Bei bestimmten sensiblen Hautarten können Haare einwachsen, Hautausschläge oder Entzündungen der Haarwurzel auftreten. Um all das zu verhindern, lesen Sie unsere Tipps zur Rasur im Kapitel 5 (S. 64 f.).

Nicht zuletzt schützt Sie Ihr Bart teilweise auch vor der Sonne. Australische Forscher haben herausgefunden, dass der Bart zu bestimmten Tageszeiten einen relativ wirksamen Schutz für die behaarten Bereiche bietet. Aber das heißt noch lange nicht, dass Sie auf Sonnencreme verzichten dürfen ...

DIE RÜCKKEHR DER BARBIERE

Die ersten Spuren der Barbiere finden wir bereits im alten Ägypten. Damals war das Tragen eines Bartes nur Königen und Göttern vorbehalten. Gewöhnliche Männer rasierten sich das komplette Gesicht und den Schädel, bei den Geistlichen symbolisierte die vollständige Rasur eine besondere Reinheit.

Der Pharao, halb Mensch, halb Gott, war der Einzige, der einen winzigen, dünn geflochtenen Bart trug, für den sein persönlicher Barbier verantwortlich war.

Der Beruf des reisenden Barbiers war damals sehr geläufig; gemäß der überlieferten Schriften waren sie von früh bis spät in den Straßen unterwegs und gingen von einem zum anderen Haus, um die Herren zu rasieren.

Vor allem die Barbiere von Kairo hatten einen ausgezeichneten Ruf, und ihre Kunst, das Gesicht mit der ihnen eigenen Sicherheit und Fingerfertigkeit zu rasieren, wurde im Lauf der Jahrhunderte weithin, auch weit über Ägyptens Landesgrenzen hinaus, geachtet.

Später gab es dann auch in Griechenland Salons, die der männlichen Kundschaft vorbehalten waren und wo Barbiere sich um die Bärte und die damals in Mode gekommenen gewellten Haare kümmerten. Zusätzlich zum Bürsten und Schneiden wurden Haarwässer, Pomaden und Bienenwachs auf die Haare und

Bärte aufgetragen, um diese zu frisieren, zu parfümieren und glänzen zu lassen.

Auch in Griechenland waren die Barbiere sehr anerkannt – viele ihrer Salons entwickelten sich zu beliebten Treffpunkten der gehobenen griechischen Gesellschaft, die hier auch gern über Philosophie oder Politik plauderten.

Mit der Entstehung des Römischen Reichs verbreitete sich diese noble Zunft schließlich bis in den Westen Europas. In Rom war damals ein ganz glattrasiertes Gesicht in Mode, weshalb sich die »Tonsoren«, wie hier die Barbiere genannt wurden, vor allem dem Rasieren widmeten. Dafür bedienten sie sich einer »Novacula« – einem Instrument aus Bronze mit gebogener Klinge, die mit einem Stein geschärft wurde – und einer einfachen Wasserschale.

Anfang des 13. Jahrhunderts veröffentlichte der Klerus ein Dekret, das chirurgische Handlungen als Blasphemie verurteilte. Die meisten Ärzte gehörten damals der Geistlichkeit an und sahen sich somit gezwungen, keine Eingriffe mehr durchzuführen.

So kam es, dass die Barbiere, die ihre Klingen mit einer enormen Fingerfertigkeit beherrschten, dazu übergingen, kleinere medizinische Eingriffe – Aderlässe zum Beispiel und Zahnextraktionen –, die trotz des Dekrets schlicht unerlässlich waren, durchzuführen.

Später schlossen sich die Chirurgen dann in einer Innung zusammen und grenzten sich deutlich von den Barbieren ab. Diese gründeten wiederum eine eigene Zunft und entwarfen dafür eine Satzung, die von König Karl V. ratifiziert wurde. Damit verbunden war die Zusicherung, weiterhin den Beruf eines Barbier/Chirurgen in aller Ruhe ausüben zu dürfen. Erst Mitte des 18. Jahrhunderts

DER BARBIERPFOSTEN

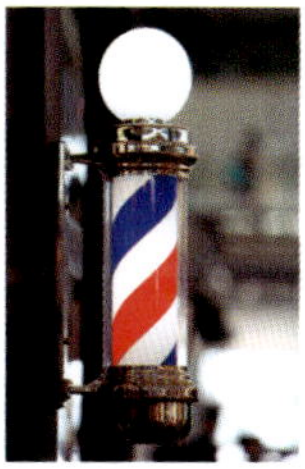

Das Erkennungszeichen eines Barbiers ist ein blau-weiß-rot bemalter, sich um die eigene Achse drehender Pfosten, was in einer optischen Täuschung so aussieht, als würden die Streifen von oben nach unten wandern. Dieser Pfosten erinnert an die im Mittelalter geläufige Praxis, nicht nur wegen eines Haarschnitts und der Rasur zum Barbier zu gehen, sondern auch, um einige medizinische Eingriffe, beispielsweise einen Aderlass, vornehmen zu lassen. Vermutlich wurden die Verbände nach einem solchen Aderlass oder anderen Eingriffen vor der Tür zum Trocknen an einen Pfosten gehängt, wo der Wind die blutrot getränkten Bandagen um das Holz wickelte. So ergab sich das markante streifenförmige Muster, das wohl schon bald auch dazu genutzt wurde, auf die Dienstleistungen der Barbiere aufmerksam zu machen.

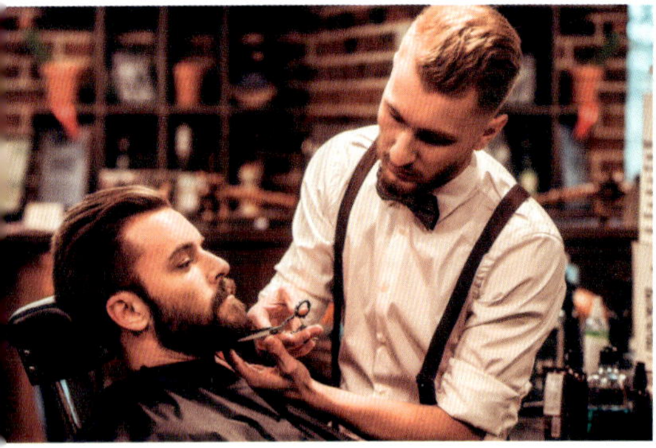

entschieden die Könige von Frankreich und England, die Berufe der Chirurgen und Barbiere definitiv voneinander zu trennen. Damit hatten sich die Barbiere in Zukunft nur noch auf die Haarpflege zu beschränken, was enorme Einbußen ihres Geschäfts zur Folge hatte. Dem drohenden Niedergang ihrer Zunft aber kam eine neue Mode der Zeit entgegen: Perücken. Als Perückenmacher kümmerten sich viele Barbiere nun nicht nur um deren Fertigung und Anpassung, sondern auch um die tägliche Pflege der modischen Haarteile. Und da solche Perücken bis zur Französischen Revolution sowohl von Frauen als auch von Männern getragen wurden, waren den Barbieren weitere lukrative Jahre und eine gewisse Wertschätzung sicher.

Nach dem Niedergang des Ancien Régime konzentrierten sich die Barbiere wieder ganz auf ihr eigentliches Handwerk. Im 19. Jahrhundert entwickelte sich parallel dazu der Beruf des Friseurs, wie wir ihn heute kennen.

Und heutzutage?

In den 1970er-Jahren trugen auch Männer die Haare gern lang, was dazu führte, dass immer mehr Friseursalons aufkamen, die neben den Damen auch Herren bedienten. Echte Barbiere, die sich ausschließlich um den Mann kümmerten, hatten es zunehmend schwer. Außerdem verschwand das Erlernen der Rasur und der Bartpflege aus den Lehrplänen der Friseurlehrlinge. Erst mit der aktuellen Bartmode gewannen die Barbiere wieder an Bedeutung.

Unübersehbar ist schon seit Längerem, dass Männer ihrem Aussehen deutlich mehr Aufmerksamkeit schenken als in früheren Zeiten und sich dessen bewusst sind, wie sehr ein Bart dazu beitragen kann, sich gut in Szene zu setzen.

Zunächst wurde beispielsweise in Managerkreisen der Dreitagebart modern, Hipster tragen mit Vorliebe Vollbart, und auch der Schnurrbart findet inzwischen wieder viele Liebhaber. Ein guter, erfahrener Barbier wird also wohl auch in Zukunft sein Auskommen haben – und ist schon heute eine vielfach gesuchte Fachkraft, die auch durch den inzwischen ebenfalls bei Männern durchaus üblichen Besuch eines Schönheitssalons nicht ersetzt werden kann.

Denn was kann es für einen Mann noch Schöneres geben als einen Ort, an dem man sich ausschließlich um den Bart als *das* männliche Attribut schlechthin kümmert? Zumal das Ritual beim Barbier uns Männern einen mindestens ebenso angenehmen Wohlfühlmoment verschafft wie der Besuch eines Schönheitssalons oder eines Spas ...

Nur: Wo gehen wir am besten hin?

Die richtige Wahl des Barbiers

Allgemein gesprochen sollten Sie sich für einen Salon entscheiden, der in erster Linie Barbier ist. Bachten Sie auch die Liste der angebotenen Leistungen. Ein Barbier ist ein Herrenfriseur, er beherrscht die Haarschneidetechniken, die er während seiner Ausbildung erlernt hat, um sie auf das Stutzen des Bartes anzuwenden. Aber das ist noch nicht alles. Ein echter Barbiermeister praktiziert die traditionelle Rasur gemäß des Rituals, das wir Seite 68 beschreiben.

Wenn Sie in einen Friseursalon gehen, versichern Sie sich, dass die Person, die für Sie zuständig ist, eine Barbier-Ausbildung absolviert hat. Es darf nicht sein, dass Rasieren oder Bartstutzen nur deshalb in einem Salon angeboten wird, weil es gerade in Mode ist.

Es gibt viele Arten von Barbershops: Old School mit Rock'n'Roll-Atmosphäre der 1960er-Jahre, traditionell mit Antiquitäten und einem alten Belmont-Sessel (*die* Referenz schlechthin), mit Schick und Klasse der Roaring Twenties, im New Yorker-Industrie-Style ...

Einige Barbiere bieten zusätzlich Gesichtspflege, Maniküre oder Waxing an.

Im Gegensatz dazu bearbeiten die Anhänger der Tradition das männliche Haar nur auf die althergebrachte Art und Weise, indem sie sich auf Stutzen und Rasieren beschränken.

Sie finden auch Barbiere, die den Bart nur mit der Schere oder dem Rasiermesser stutzen und den Bartschneider in der Schublade lassen. Es liegt an Ihnen, zu entscheiden, was am besten zu Ihnen passt, je nach Ihrem Style und Ihren Erwartungen.

Ihr Barbier ist dazu da, Sie in Szene zu setzen. Er muss Sie bei der Wahl eines Bartstils, der Ihnen steht, unterstützen und Ihnen Tipps für die tägliche Pflege geben. Zögern Sie nicht, ihm all Ihre Fragen zu stellen.

Vergessen Sie aber auch nicht, dass ein Besuch beim Barbier Vergnügen bereiten soll. Wenn Ihnen die Atmosphäre oder die Leistung in einem Salon nicht gefallen hat, sollten Sie weitere Salons ausprobieren, um schließlich jenen zu finden, der am besten zu Ihnen passt.

Einige Adressen deutscher, österreichischer und Schweizer Barbiere finden Sie am Ende dieses Buches.

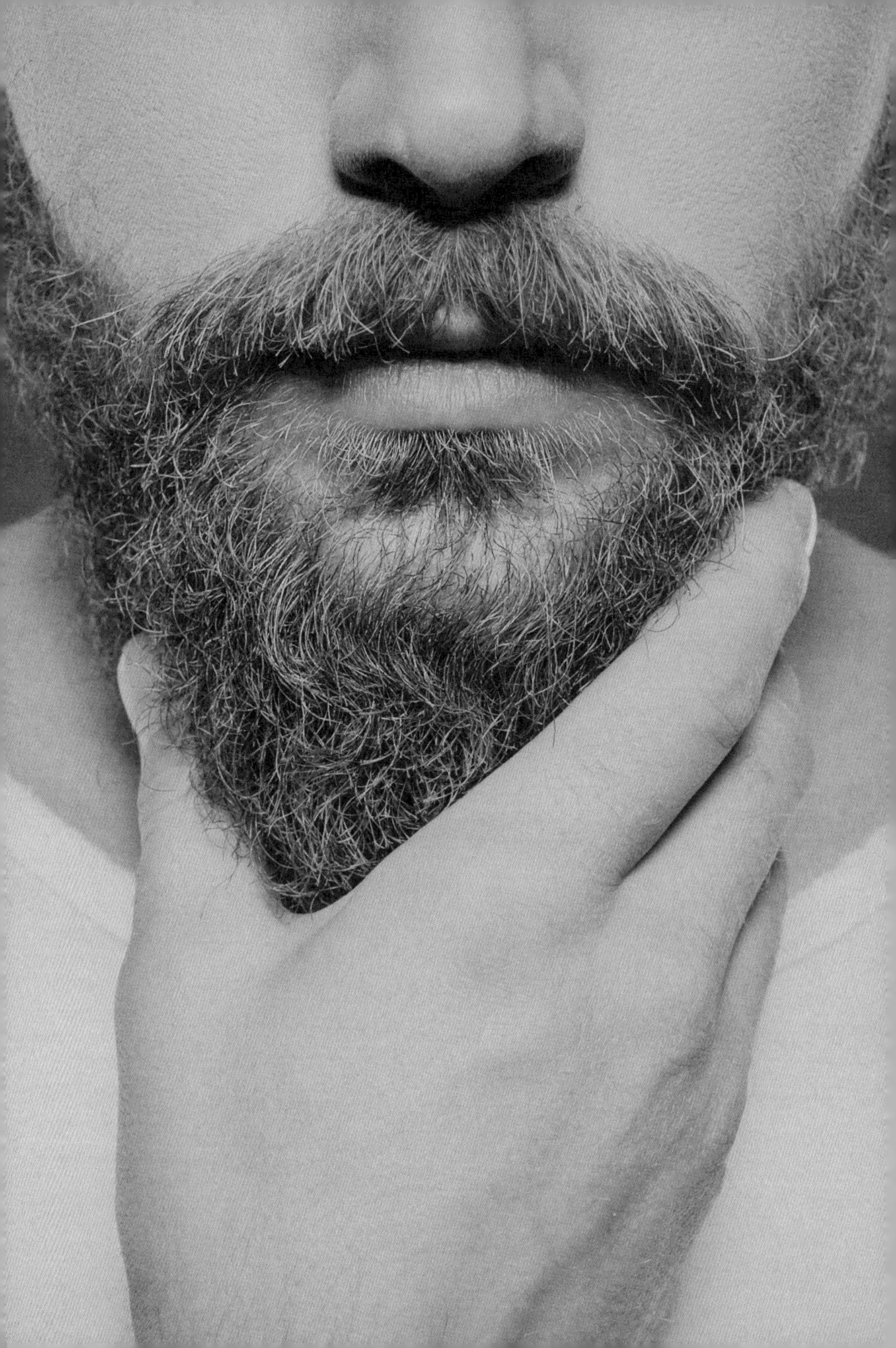

2
BARTWAHL

FÜR DEN ANFANG

Zuallererst sollten Sie wissen, dass es genauso viele Bartformen wie Gesichter gibt. Die Struktur, der Haartyp und die Farbe machen jeden Bart zu einem einzigartigen. Sie haben also, im Wortsinn, die Wahl ...

Alles ist möglich!

Zunächst geht es um eine Bestandsaufnahme. Lassen Sie Ihren Bart einige Tage lang wachsen und nehmen dann Ihr Gesicht genauestens unter die Lupe. In welchen Bereichen wächst der Bart dicht? Wo wächst er dünn? In welche Richtung sprießt das Haar? Wie sieht es mit Ihrer Oberlippenbehaarung aus?

Was auch immer andere Leute sagen mögen – man muss sich mit dem Material begnügen, das man hat, und seine Bartführung seinem Haarwuchs anpassen. Auch wenn es möglich ist, auf dem Markt Produkte oder Nahrungsergänzungsmittel zu finden, die eine Steigerung des Haarwuchses versprechen, so können diese im besten Fall lediglich das bestehende Haar stärken, nicht aber dort etwas hervorbringen, wo nichts wächst. Doch Sie können beispielsweise mit der Linienführung spielen oder die Aufmerksamkeit auf ein anderes Detail lenken.

Auf Ihren Wangen wächst nichts? Schon mal an einen Kinnbart gedacht, mit einem stylischen Oberlippenbart und einem akkurat getrimmten Unterlippenbart (Soul Patch)? Alles ist möglich!

Look und Persönlichkeit

Ein Bart muss im Einklang mit Ihrer Persönlichkeit sein. Natürlich kann er bei der Entwicklung Ihres eigenen Styles mitwirken, aber er sollte in erster Linie zu Ihnen und zu Ihrer Umwelt passen.

Der Sportler

Der Sportbegeisterte kümmert sich meist auch gern um seinen Style und sein Aussehen; er liebt es, mit seinem Look zu experimentieren und ihn regelmäßig zu verändern. Sein athletischer Körper in V-Form kann sich in seinem Bartdesign wiederspiegeln. Wählen Sie in diesem Fall eine geradlinige Bartführung und geometrische, kantige Formen sowie eher kürzere Bärte, um nicht unangenehm zu schwitzen: modellierte Bärte, Chin Straps und andere Ziegenbärte wie sie zum Beispiel der Judoka Teddy Riner mag. Aber orientieren Sie sich nicht ausschließlich an anderen Sportlern; es gibt auch weniger gelungene Beispiele – und mancher trägt seinen Bart so, wie ihn einst die Höhlenmenschen trugen ...

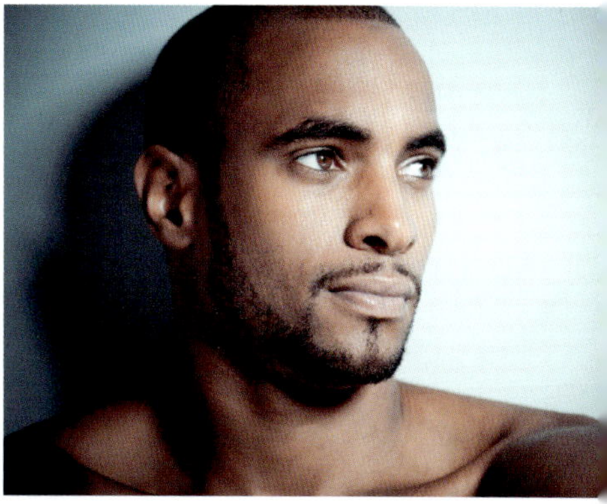

Der Künstler

Künstler haben seit jeher gern mit ihren Schnurrbartformen gespielt. Erinnern wir uns etwa an Salvador Dalí, der viele verschiedene Stile ausprobiert hat, oder an den Maler Anthony Van Dyck, der sogar einen eigenen Bartstil erfunden hat, der nach ihm benannt wurde. Und wer weiß, vielleicht hilft ja auch ein mehr oder weniger ausgeprägter Soul Patch zur weiteren Verschönerung? Was alle Bärte gemeinsam haben – es bedarf der täglichen Pflege, sie zu formen und zu stylen.

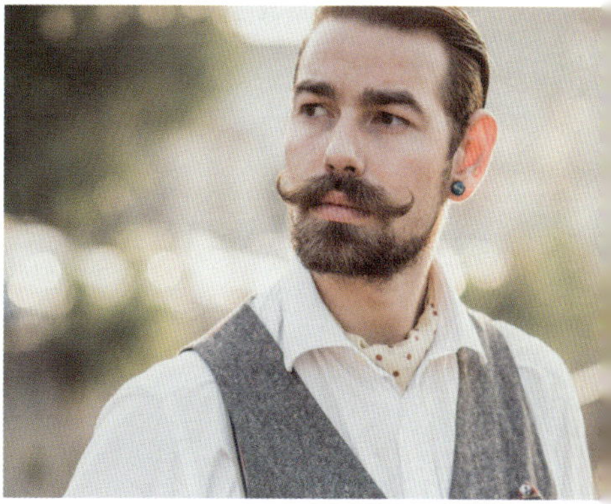

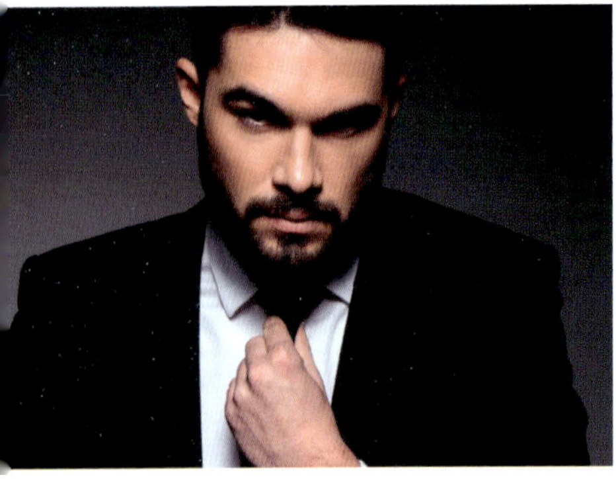

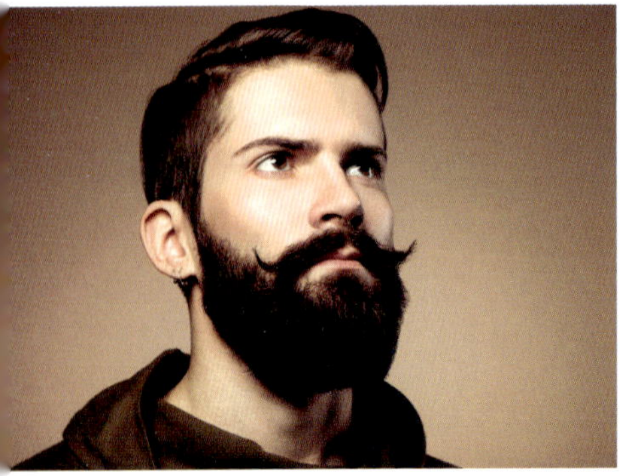

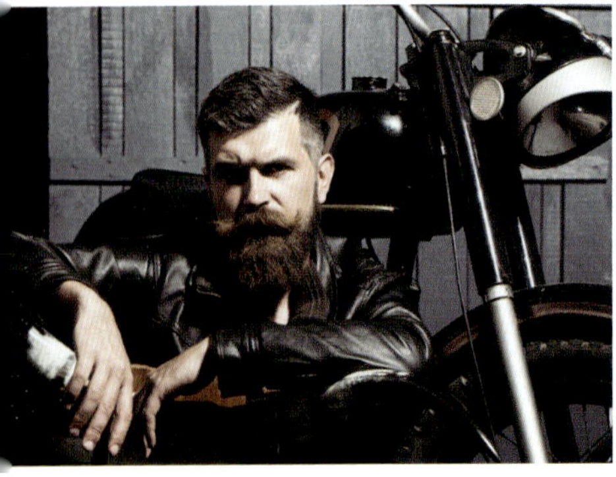

Der junge Aktive

Mit Anzug und Krawatte, im Büro oder im Kundenkontakt wird der bisher verpönte Bart von nun an wieder akzeptiert, aber nur unter einer Bedingung: dass er perfekt gepflegt ist. Wählen Sie einen kurzen Vollbart, dessen Konturen Sie täglich pflegen, damit dieser sauber bleibt. Das hindert Sie aber trotzdem nicht daran, mit einigen kleinen Details zu spielen, die Ihre Persönlichkeit ausdrücken, mit einem modellierten Soul Patch beispielsweise oder mit gebogenen bzw. geraden Trennlinien.

Der Vintage-Städter

Sie lieben alte Dinge? Dann werden Sie auch die Bartstile mögen, die unsere Großväter getragen haben, ihnen aber gern einen modernen Touch geben wollen. Probieren Sie zum Beispiel mal einen imposanten, mit Wachs geformten Zwirbelbart in Kombination mit einem langen Bart nach Art von Nikolaus II.

Der Biker

Als Fan schöner Motorräder und Lederjacken brauchen Sie einen besonders männlich wirkenden Bart. Das muss nicht gleich ein langer Bart sein – probieren Sie doch für den Anfang mal einen Ziegenbart in Kombination mit Koteletten aus.

Und Sie?

Wer auch immer Sie sind: Sie sind einzigartig. Lassen Sie sich von den Bartstilen, die wir Ihnen in diesem Ratgeber zeigen, inspirieren. Ihr Bart muss zu Ihnen passen, also zögern Sie nicht, verschiedene Stile auszuprobieren und Ihr Umfeld um Rat zu fragen sowie am

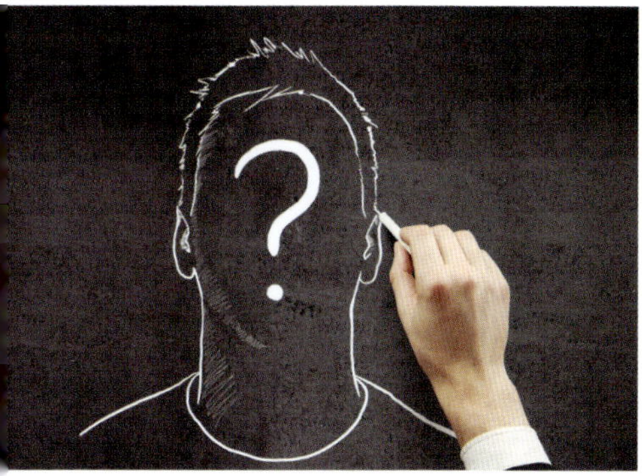

besten auch gleich einen gut ausgebildeten, erfahrenen Barbiermeister. Wenn Ihnen ein Bart nicht gefällt, haben Sie jederzeit die Möglichkeit, alles wieder abzurasieren und ein paar Tage später etwas Neues auszuprobieren.

Bart und Haarschnitt

Zwischen Ihrem Bart und Ihren Kopfhaaren muss es einen Kontrast geben. Wenn Sie einen ausgefallenen Bart und eine ebensolche Frisur haben, werden weder Ihre Haare noch Ihr Bart zur Geltung kommen. Also sollten Sie besser einen diskreteren Bart tragen, wenn Sie eine auffällige Frisur haben. Wenn Sie eine eher klassische Frisur haben, können Sie dagegen schon viel mehr mit Ihrem individuellen Bartstil experimentieren.

Und die Gesichtsform?

Häufig ist davon die Rede, dass sich ein Haarschnitt nach der Gesichtsform richten soll. Aber für mich ist das nicht das entscheidende Kriterium. Wichtiger als die Gesichtsform ist für die Wahl eines Bartstils die genaue Beobachtung des Bartwuchses als das entscheidende, zur Verfügung stehende Material und die Frage, welcher Stil zu welcher Persönlichkeit eines Bartträgers passt.

Wenn Sie zu den wenigen Glücklichen gehören, die einen Bartwuchs haben, der Ihnen die unterschiedlichsten Stile ermöglicht, brauchen Sie nur noch ein paar grundsätzliche Regeln zu beachten:

Als am männlichsten wird eine eher kantige Gesichtsform empfunden, die sich von der ovalen Form bei den Damen deutlich unterscheidet. Wenn Ihr Gesicht also eher rund ist, spielen Sie mit geraden Linien, damit Ihr Gesicht eckiger wirkt, und vermeiden Sie zu dichte Bärte, insbesondere an den Wangen.

Wenn Ihre Gesichtsform dagegen ohnehin schon eher kantig ist, wenden Sie keine zu steilen Linien oder Winkel an. Wählen Sie leicht gebogene Linien, die Ihr Gesicht weicher wirken lassen. Ein kurzer Bart wird Ihnen hervorragend stehen.

Eine längliche Gesichtsform solte nicht auch noch mit einem kinnlangen Bart, einem Ziegenbart oder mit Koteletten betont werden. Entscheiden Sie sich in diesem Fall eher für einen imposanten Bart, der an den Wangen für Volumen sorgt.

Letztlich kommt es aber bei all diesen verschiedenen Überlegungen vor allem darauf an, dass der Bart *Ihnen* gefällt – und dass sie sich auch mit Ihrer Persönlichkeit, die dadurch zum Ausdruck gebracht wird, im Einklang befinden.

DIE BEKANNTESTEN BARTSTILE

Dreitagebart

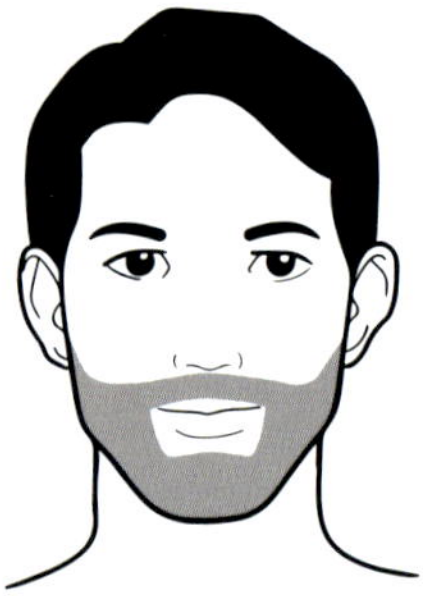

Anders als man das wohl zunächst vermuten würde, muss dieser Bart durchausl gepflegt werden, um zu vermeiden, dass ein ungepflegter Look dabei herauskommt. Seine Länge schwankt in der Regel zwischen 2 und 5 mm.

Abendbart

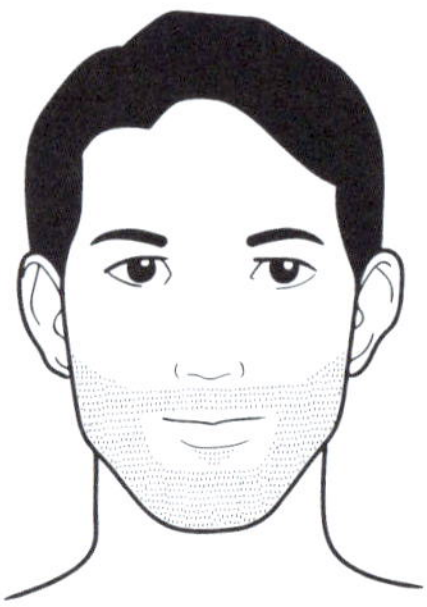

Dieser auch »17-Stunden-Bart«, aufkeimender Bart oder 17-Stunden-Schatten genannte Bart bekommt seinen Namen von dem Look, der am Ende eines Tages auf natürliche Weise auf einem rasierten Gesicht erscheint.

Zehntagebart (kurzer Bart)

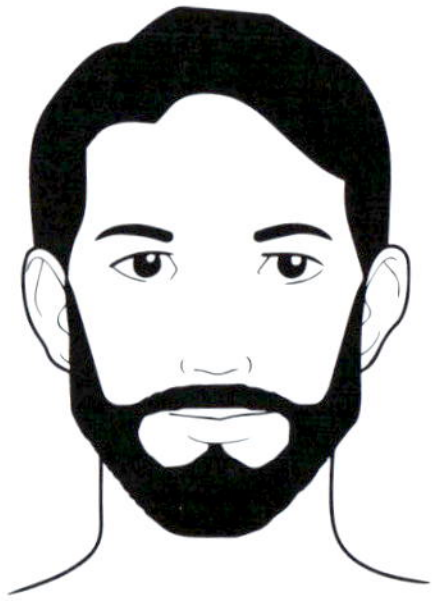

Dieser komplette Bart gefällt vielen Männern. Er wirkt schon sehr gleichmäßig und funktioniert auch bei jenen Herren mit weniger Bartwuchs. Dieser Bart kann in jeder Situation getragen werden, wenn er gut gepflegt ist. Er ist sehr verbreitet und ansprechend, aber wenig originell.

Langer Bart

Dieser Vollbart braucht Monate, um zu wachsen. Er kann mehrere Formen annehmen und lässt sich ganz nach Ihren individuellen Vorlieben gestalten.

Natürlicher Bart

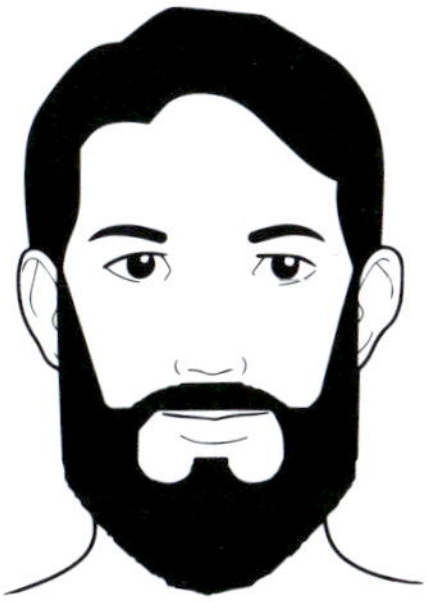

Es genügt, Ihren Bart gemäß der Behaarung wachsen zu lassen und die Konturen zu trimmen für ein sauberes Ergebnis.

Ducktail

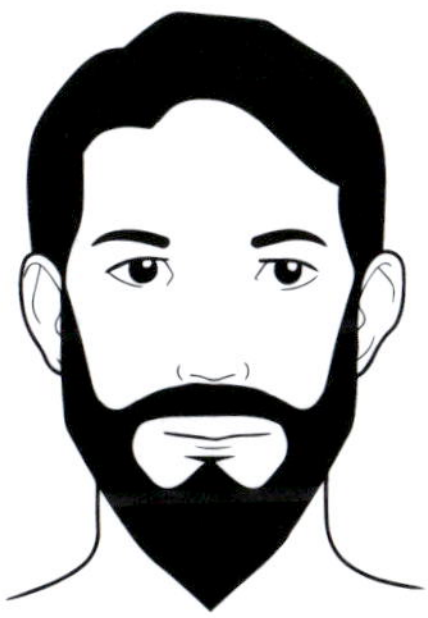

Dieser etwas raffiniertere Bart wird auf Kinnhöhe spitz zulaufend getrimmt. Für ein noch vornehmeres Ergebnis können Sie ihn mit einem großen Zwirbelbart im Stil von Zar Nikolaus II. kombinieren.

French Fork

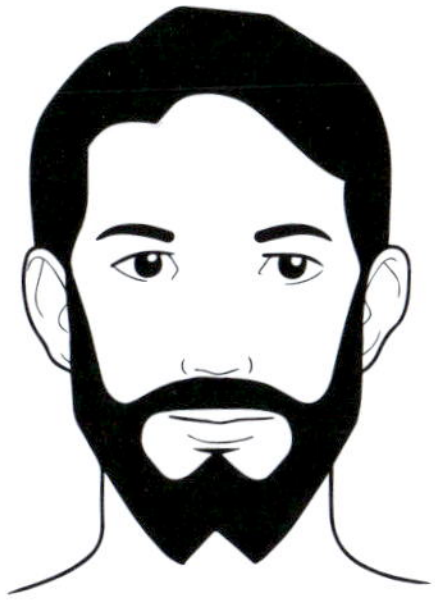

Diese Bartform erinnert an die zweizinkige französische Gabel. Sie ist auf Kinnhöhe in zwei Partien geteilt.

Garibaldi

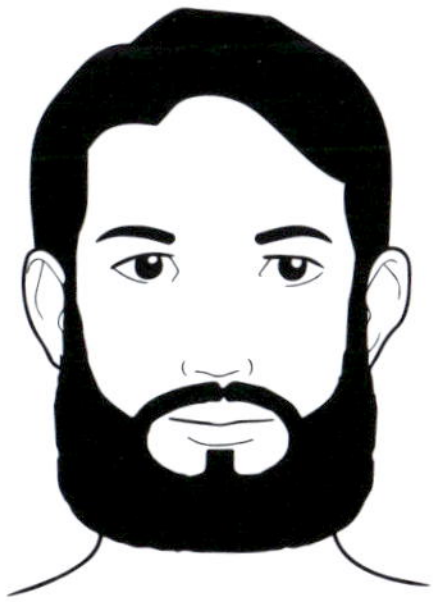

Dieser rund geformte Bart kann bis zu 20 cm lang sein und sieht eher rustikal aus. Während der Schnurrbart gut gepflegt werden muss, kann die übrige Gesichtsbehaarung freier wachsen.
Dieser Bart wird mit der Schere gemäß der natürlichen Wuchsform gestutzt. Ohne einen Schnurrbart, mit freien Wangen, wird er zu einem Old Dutch.

Rap Industry Standard

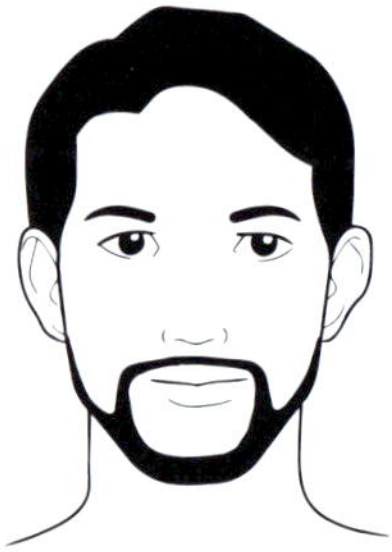

Hier handelt es sich um einen kurzen Bart, dessen Konturen perfekt getrimmt sind. Schnurrbart, Halspartie, Kinnbart und Wangenknochen werden mithilfe eines Rasierers sehr präzise gestylt. Es gibt ihn in verschiedenen Varianten: als kurzen Vollbart, als Chin Strap oder als kombinierten Kinn- und Schnurrbart.

Dieser Bart eignet sich eher für Männer mit dichtem Bartwuchs.

Kinnbart

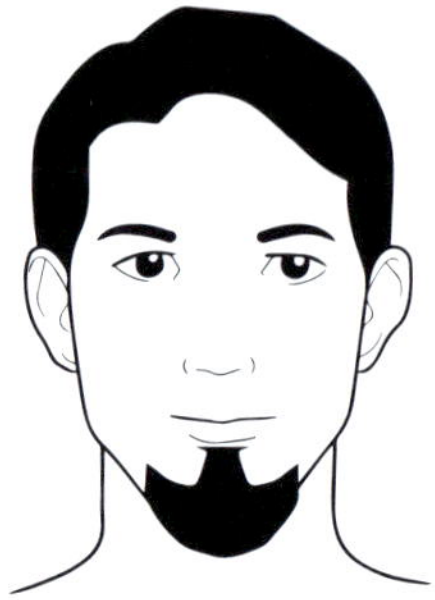

Ein kleiner Bart unterhalb des Kinns, der ebenfalls verschiedene Formen annehmen kann. Wenn er noch dünner oder kleiner ist als hier zu sehen, wird er Spitzbärtchen genannt. Er kann auch in Kombination mit Schnurrbärten getragen werden.

Ziegenbart

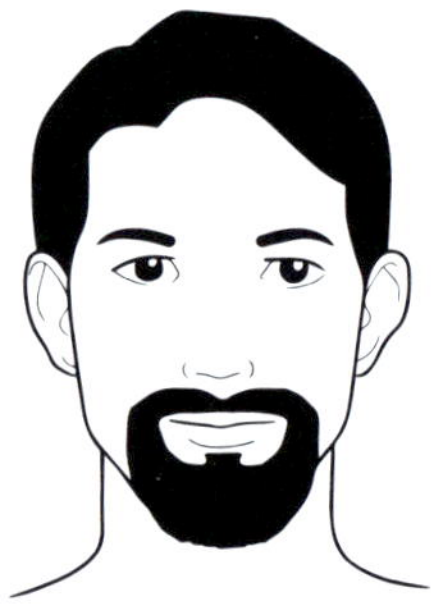

Was man gemeinhin Ziegenbart (oder Goatee) nennt, ist ein Spitzbart und ein Schnurrbart, die den Mund umrunden. Dieser Bartstil hat mehrere Varianten, wobei vor allem mit der Form des Schnurrbartes gespielt wird, was diesem Bart einen eigenen Look verleiht.

Hollywoodian

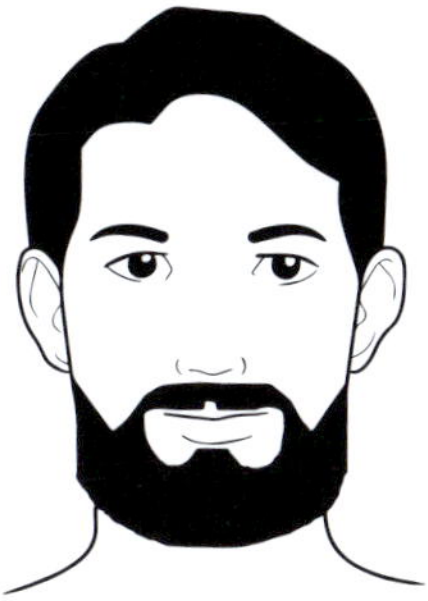

Dieser Bart hat die gleiche Form wie ein kurzer Bart, bei dem man die Koteletten weggelassen hat, oder ein Ziegenbart. Die Begrenzungslinien an den Wangen sitzen hier tiefer als bei einem Vollbart.

Van Dyck

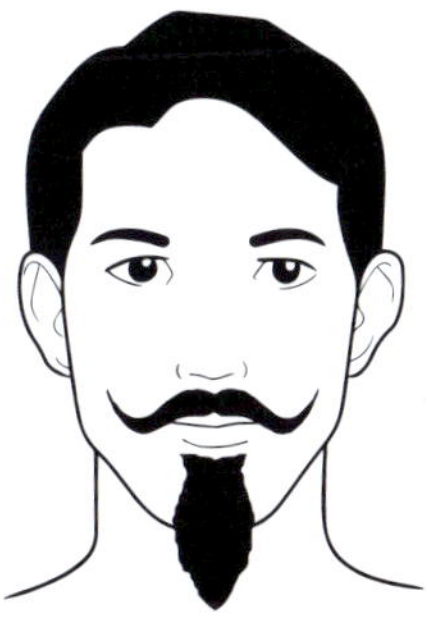

Benannt wurde dieser Bart nach dem berühmten flämischen Porträtisten Anthonis Van Dyck (1599–1641). Er besteht aus einem geradlinigen Spitzbart am Kinn und einem Schnurrbart, der nicht am Mundwinkel endet. Es gibt verschiedene Varianten, aber der echte Van Dyke ist ein spitz zulaufender Kinnbart mit einem dichten, gut gestylten Soulpatch.

Soul Patch

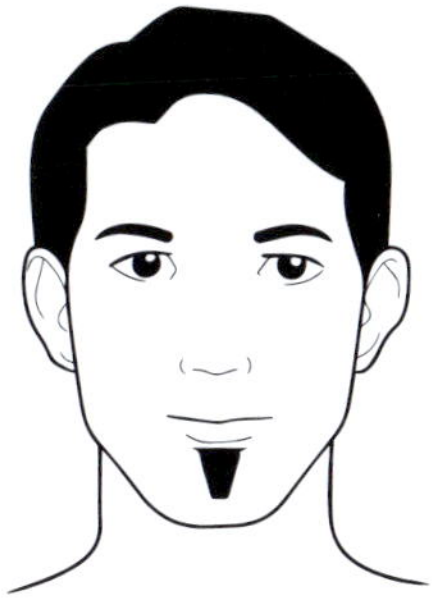

Der Soul Patch ist ein kleiner gestylter Bart unterhalb der Unterlippe. Er kann mehrere Formen annehmen, etwa ein Dreieck, einen Halbmond, ein Rechteck, bleibt aber meist eher unauffällig. Gern wird er auch in Kombination mit einem Schnurrbart getragen.

Koteletten

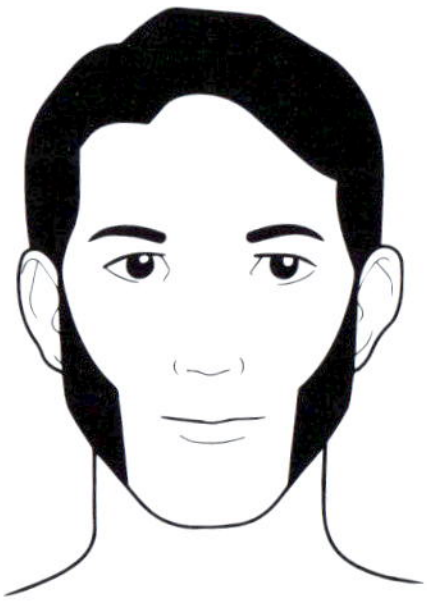

Diese Koteletten, die in einen Bart übergehen, waren in den Sixties in Mode. Heutzutage tauchen sie wieder in etwas diskreterer Form und perfekt gestylt auf. Man sieht sie auch in Kombination mit anderen Bartelementen wie einem Ziegenbart oder einem Schnurrbart.

Sparrow

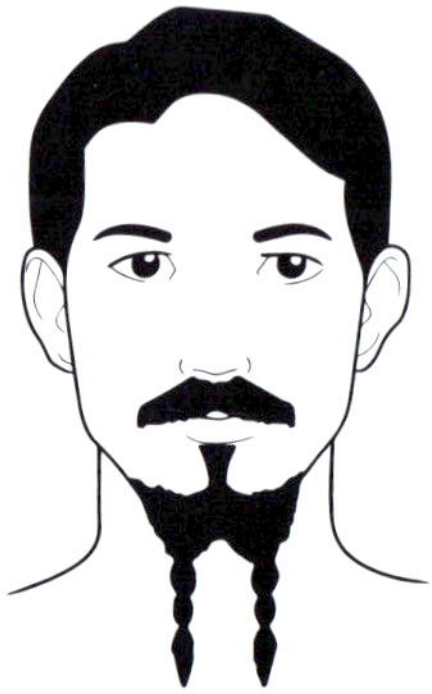

Dieser aus einem Schnurrbart und einem Kinnbart mit zwei geflochtenen Zöpfen bestehende Bart wird von Jack Sparrow in der Filmserie »Fluch der Karibik« getragen, daher auch sein Name.

Anker

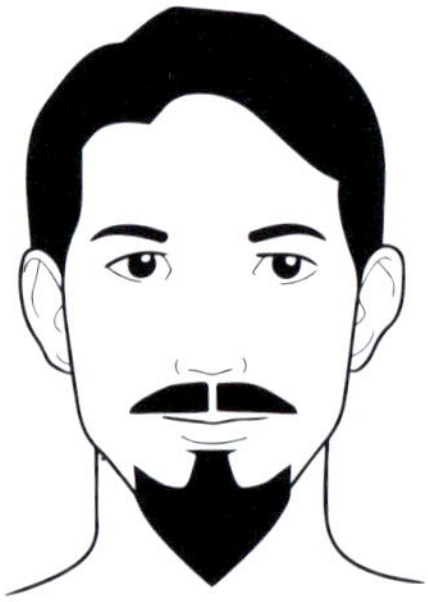

Dieser Bart besteht aus einem Schnurrbart, einem gestylten Soul Patch oder einem Spitzbart, der wie ein Anker geformt sein kann. Man trägt ihn auch mit einem noch stattlicheren Spitzbart.

Kombination

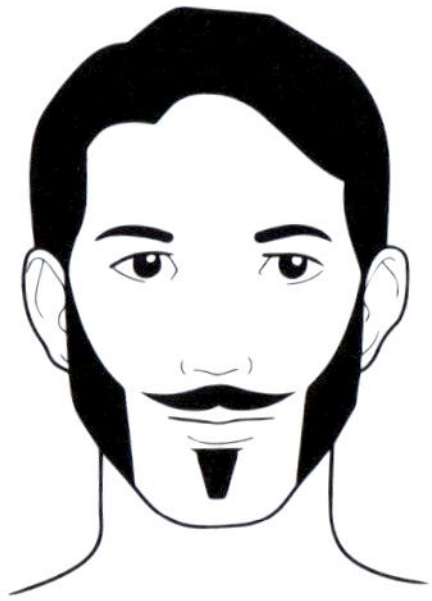

Damit aus Ihrem Bart ein wirklich einzigartiger Bart wird, kombinieren Sie ruhig mal verschiedene Styles miteinander und schenken Sie auch Ihrem Schnurrbart Aufmerksamkeit.

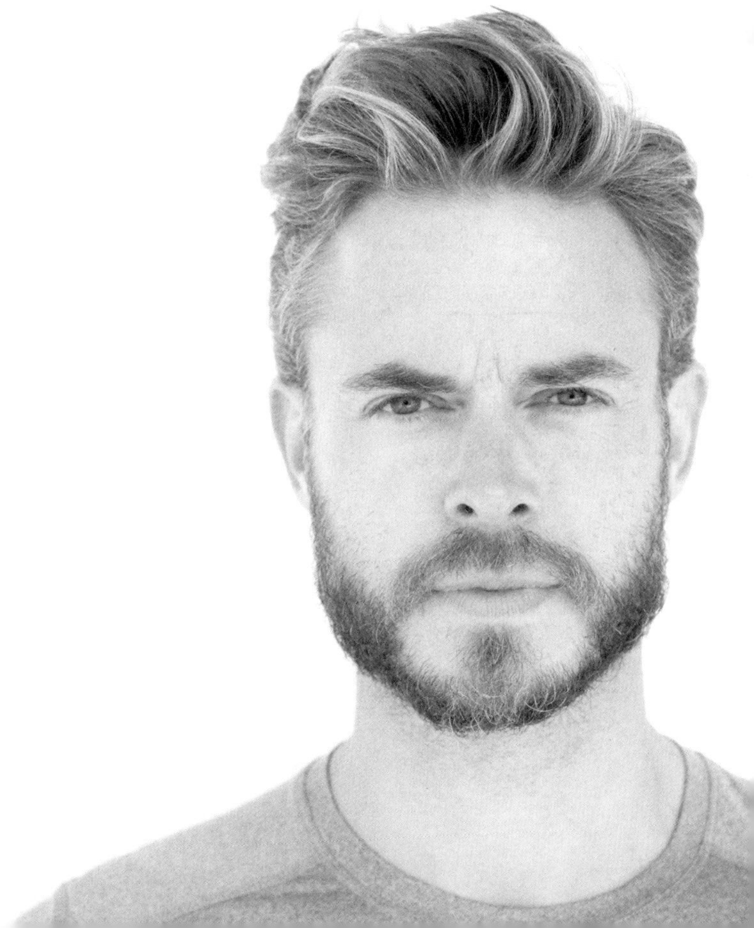

BARTWAHL

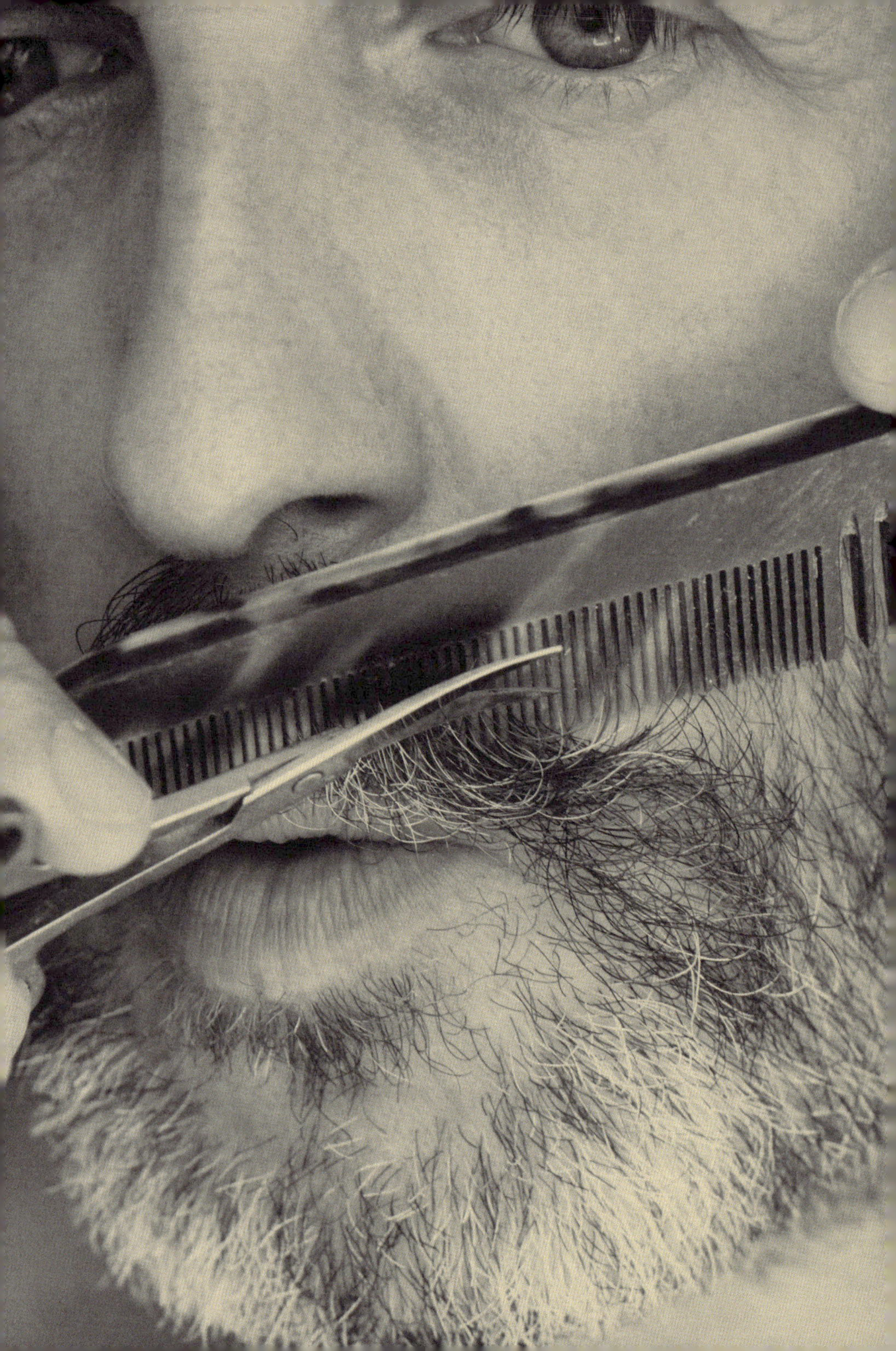

3

BART STUTZEN

DIE ERSTEN SCHRITTE

Zuerst einmal müssen Sie die Zeit für sich arbeiten lassen, damit der Bart sich entwickeln kann. Da die Bartwuchsgeschwindigkeit individuell stark variiert, ist es schwierig, eine genaue Wachstumsdauer anzugeben. Durchschnittlich braucht man eine Woche für einen Dreitagebart; zwei bis drei Wochen für einen Bart mittlerer Länge und zwei bis drei Monate für einen langen Bart.

In der Übergangszeit, in der die Haare wachsen, kann ein Bart mehr oder weniger sauber aussehen. Daher empfehle ich Ihnen, Urlaubszeiten zu nutzen, um auf das Rasieren zu verzichten. Wenn in Ihrem Job das äußere Erscheinungsbild sehr entscheidend ist, müssen Sie sich den Bart nach und nach wachsen lassen und eine minimale Bartpflege leisten: Rasur der Halspartie, der Wangen und des Schnurrbartes.

Es kommt darauf an, so viel »Material« wie möglich zur Verfügung zu haben, um den Bart nach Ihrem individuellen Stil trimmen zu können.

HILFSMITTEL

Bartschneider

Mit dem Bartschneider als dem wichtigsten Hilfsmittel können Sie Ihren Bart stylen und pflegen. Als Hilfestellung hier einige Faktoren, die Sie bei der Wahl Ihres Bartschneiders berücksichtigen sollten.

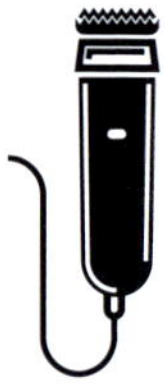

- **Aufsätze und Schnittlängen:** Anzahl der Schnittlängen, Längenstufen (0,5 mm, 1 mm …) und Art des Aufsatzes (verstellbar, austauschbar, ohne Aufsatz).
- **Ladezeit und Akkulaufzeit:** Achten Sie besonders auf dieses Kriterium, wenn Sie viel unterwegs sind.
- **Mit Kabel oder ohne:** Bartschneider mit Kabel oder mit Akku. Prüfen Sie, ob ein kabelloser Bartschneider benutzt werden kann, wenn er direkt mit einem Netzteil verbunden ist; dies ist sehr nützlich, wenn der Akku vollständig entladen ist.
- **Reinigungsart:** Mit Wasser abwaschbar, was sehr praktisch ist, oder mit einer Bürste.
- **Art der Klingen:** aus Edelstahl, Titan/Karbon (langlebiger) oder aus Keramik für bessere Schnittgenauigkeit.

★ **Zubehör und Optionen:** Transporthülle, Mini-Bartschneider oder Präzisionsrasierer.

Für den Anfang empfehle ich Ihnen, sich einen kabellosen Bartschneider mit verstellbarem Aufsatz zuzulegen, der zahlreiche Schnittlängen bietet. Damit können Sie diverse Bartlängen ausprobieren, bevor Sie herausfinden, was Ihnen steht. Mit der Zeit, wenn Sie dann schon etwas routinierter geworden sind, können Sie sich einen professionellen Bartschneider ohne Aufsatz und sogar mit einem Kabel anschaffen. Dieser hat eine längere Lebensdauer als die herkömmlichen Bartschneider, doch Sie müssen auch erst die Handhabung lernen, um Ihren Bart mit Hilfe eines Kamms zu stutzen. Wer noch geschickter ist, dem kann sogar eine Schere dieses Hilfsmittel ganz ersetzen.

Für einen herkömmlichen, kabellosen Bartschneider müssen Sie mindestens 25 bis 30 € für ein qualitativ hochwertiges Modell rechnen, 70 bis 80 € für ein High-Tech-Modell mit integriertem Rasierer oder Vakuumsystem. Bei einem professionellen Hilfsmittel müssen Sie bis zu 100 € einkalkulieren für einen Bartschneider mit Kabel und mehr als 100 € für ein kabelloses Modell.

Schere

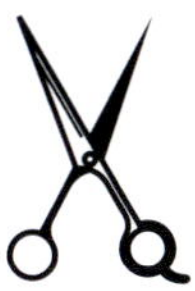

Eine Schere ist unerlässlich für das Finish und dient dazu, täglich rebellische Haare abzuscheiden oder Ihren Schnurrbart zu kürzen. Spezielle Bartscheren sind im Handel erhältlich. In jedem Fall brauchen Sie eine kleine Schere (Klinge ca. 4 cm, Gesamtlänge ca. 10 cm) und eine eher spitze Schere, um noch präziser zu arbeiten.

Rasierer

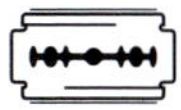

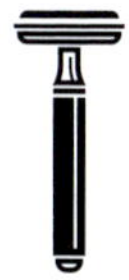

Zur Pflege der Konturen Ihres Bartes können Sie Ihren üblichen Nassrasierer mit Klinge oder den elektrischen Rasierer verwenden. Weitere Tipps zur Wahl Ihres Rasierers und das Ritual der Rasur finden in dem der Rasur gewidmeten Kapitel 5 (Seite 64 f.).

Kamm

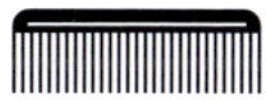

Wählen Sie einen Kamm mit zweifacher Zackung in Standardgröße, der aus einem Teil zum Durchkämmen (breite Zinken) und einem zum Glätten (dünne Zinken) besteht. Mit diesem können Sie Ihren Bart frisieren, und er hilft bei der Linienführung.

Verzichten Sie nach Möglichkeit auf Kämme aus Kunststoff, die statische Energie erzeugen und dazu führen, dass das Haar sich aufstellt. Greifen Sie stattdessen lieber zu einem Modell aus Horn, Holz oder Karbon.

Bartbürste

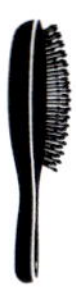

Eine Bartbürste ist ein Must-have für jeden Bartträger, aber besorgen Sie sich nicht irgendein Modell! Legen

Sie sich am besten eine Bürste aus echten Wildschweinborsten zu. Diese Borstenart ist sehr fest, antistatisch und kann Barthaare gleichzeitig entwirren, glätten und plätten. So erhalten Sie ein schön gleichmäßiges Ergebnis. Wählen Sie eine Bürste mit sehr dichten und kurzen Borsten für einen kurzen Bart und eine Bürste mit etwas weniger und längeren Borsten für einen langen Bart.

SCHNITTTECHNIK

Das Bartstutzen erinnert an die traditionelle Arbeitsweise eines Steinmetzes. Dieser nimmt den letzten Teil eines nackten, imposanten Steinblocks genauestens unter die Lupe, um Besonderheiten, Unregelmäßigkeiten beispielsweise, zu erkennen. Dann zeichnet er die vorgesehenen Konturen auf den Block und bearbeitet diesen erst mal noch relativ schlicht. Erst dann geht es an den Feinschliff, bei dem der Steinmetz viel Zeit und Fingerfertigkeit braucht, um der Skulptur die finale Form zu geben. Nicht anders ist dies bei einem erfahrenen Barbiermeister ...

EINEN KURZEN ODER MITTELLANGEN BART STUTZEN

Die Konturen

Beginnen Sie mit dem Bürsten Ihres Bartes, um die Haare vor dem Stutzen zu ordnen. Behalten Sie anschließend die Bürste in Griffnähe – Sie werden Sie nach jeder Etappe wieder brauchen, um die zu stutzenden Haare gut aufzustellen.

Zuerst müssen die Konturen Ihres Bartes begrenzt werden. Schauen Sie sich Ihren Bartwuchs an, um die natürlichen Begrenzungen auszumachen.

Nehmen Sie Ihren Bartschneider ohne Aufsatz zur Hand, um die Konturen zu zeichnen. Wenn Sie mit dem Stutzen des Bartes fertig sind, können Sie Ihren normalen Rasierer für ein saubereres Ergebnis verwenden und die verbliebenen Barthaare entfernen.

Die Wangenknochen

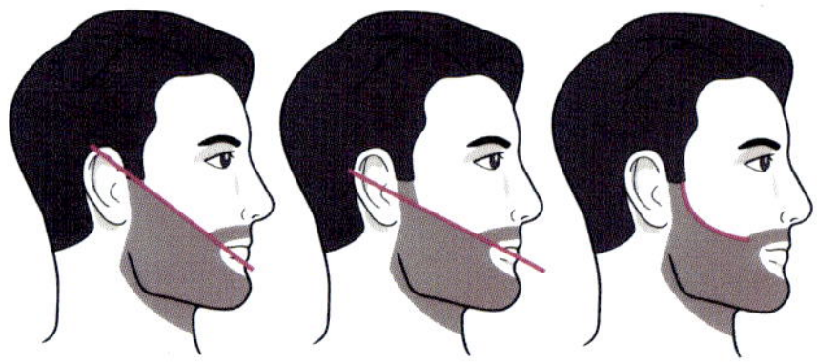

Verlauf der Wangenknochen

Nehmen Sie einen Kamm und positionieren Sie ihn so, dass er eine Linie vom oberen Ende des Ohres bis zum Mundwinkel bildet. Benutzen Sie Ihren Bartschneider ohne Aufsatz, um alle Haare oberhalb des Kamms zu entfernen. Für ein freieres Gesicht, können Sie diese Linie auch leicht nach unten verschieben, von der Mitte des Ohres bis zum Mundwinkel. Wenn Ihnen das Ergebnis zu eckig erscheint, können Sie versuchen, die Haare einer leicht gekrümmten Linie folgend zu stutzen, gemäß Ihrer Gesichtsform. Achten Sie jedoch darauf, diese Rundung nicht zu sehr hervorzuheben, da dies Ihre Wangen hervortreten lässt und Ihnen ein etwas pausbäckiges Aussehen gibt.

Beachten Sie ebenso, dass jeder Bartwuchs anders ist und sich die oben genannten Markierungen unterscheiden können. Beachten Sie vor allem, dass die Begrenzungslinie des Bartes gleichmäßig sein muss, und denken Sie auch daran, diese gemäß Ihres Bartwuchses zu trimmen – in erster Linie: schön symmetrisch.

Der Hals

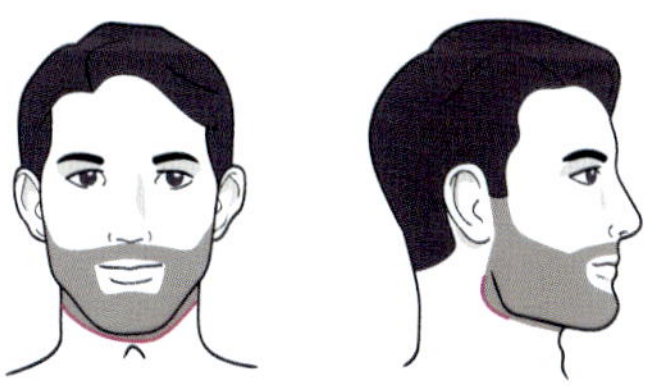

Begrenzungslinie am Hals

Um Ihre Gesichtszüge hervortreten zu lassen und einen ungepflegten Look zu vermeiden, müssen Sie der Basis Ihres Halses spezielle Aufmerksamkeit schenken. Benutzen Sie Ihren Bartschneider ohne Aufsatz, um unterhalb einer leicht gerundeten Linie, die Ihrer Gesichtsform folgt, zu rasieren.

Heben Sie dazu Ihren Kopf an, und beginnen Sie knapp unterhalb des Winkels des Unterkiefers bis zur anderen Seite. Für eine schöne Linienführung an der Basis des Halses achten Sie darauf, dass die Linie oberhalb des Adamsapfels verlaufen muss, etwa daumenbreit davon entfernt (linke Abb. auf dieser Seite). Vergessen Sie nicht den Winkel, der durch den Bart an den beiden Enden des Kiefers, unter den Ohren, entsteht, abzurunden (rechte Abb. auf dieser Seite).

Der Bart

Nehmen Sie einen Bartschneider mit verstellbarem oder austauschbarem Aufsatz. Benutzen Sie zuerst den größten Aufsatz und gehen mit dem Bartschneider entgegen der Haarwuchsrichtung über den gesamten Bart.

Achten Sie gut auf die Wuchsrichtung Ihres Bartes. Sicher müssen Sie je nach Gesichtspartie öfter Bewegungen in unterschiedliche Richtungen machen. Im Allgemeinen wachsen die Haare ab den Wangen bis zur Mitte des Halses nach unten leicht schräg und jene an der Basis des Halses nach oben. Trotzdem ist jeder Bartwuchs anders, und deshalb ist es auch möglich, dass Sie zum Beispiel am Kiefer horizontale Haare haben.

Fahren Sie mit dem Stutzen fort, indem Sie immer kleinere Aufsätze benutzen oder das Rädchen Ihres verstellbaren Aufsatzes schrittweise drehen.

Machen Sie so weiter, bis zur gewünschten Länge: in der Regel 2 bis 5 mm für einen Dreitagebart, bis zu 10 mm für einen kurzen Bart. Achten Sie dabei stets auf eine perfekte Symmetrie.

Wenn Sie feststellen, dass Ihr Bart nicht dicht genug ist für einen kürzeren Schnitt, machen Sie nicht weiter. Für ein sauberes Ergebnis müssen Sie die Länge finden, die ein regelmäßiges Stutzen im gesamten Gesicht möglich macht. Wenn Sie wiederum bemerken, dass einige Bereiche etwas zu dicht sind, können Sie an dieser Stelle einen kürzeren Aufsatz verwenden zum Ausdünnen für ein gleichmäßiges Ergebnis.

Damit ist der leichteste Teil getan, jetzt bleibt noch die Aufgabe, einen unter allen Umständen schönen und sauberen Bart zu gestalten …

Der Schnurrbart …

… ist wie alle anderen Bartformen auch eine Frage des individuellen Stils und Geschmacks. Einigen gefällt es besser, ihn in der gleichen Länge wie den übrigen Bart zu trimmen oder eine Stufe geringer, damit er nicht zu auffällig ist. Andere mögen einen Kinn-Schnurrbart-Stil und lassen diesen Bereich etwas dichter als den Rest des Bartes stehen.

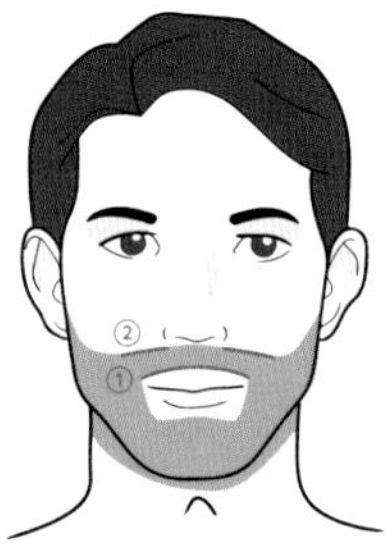

Konturen des Schnurrbartes

Kämmen Sie Ihren Schnurrbart mit einem kleinen Kamm oder einer Bartbürste stets nach unten, um die zu stutzenden Haare gut aufzustellen. Benutzen Sie dann eine kleine Schere oder den Bartschneider ohne Aufsatz, um die Haare, die bis zu den Lippen reichen, abzuschneiden für eine schöne Kontur (1).

Wenn Ihr Schnurrbart oben etwas zu buschig ist, insbesondere an den beiden Seiten, stutzen Sie ihn etwas, um wieder schöne Konturen zu erlangen. Denken

TIPPS VON JEAN

Die Verwendung von Rasierseife oder Rasierschaum kann die Konturen Ihres Bartes verdecken. Um dies zu vermeiden, können Sie sich ein Rasieröl besorgen. Dieses bildet eine Schutzbarriere zwischen Haut und Rasierklinge, ist aber vor allem durchsichtig, sodass Sie die Grenzen Ihres Bartwuchses gut sehen können. Passen Sie aber dennoch auf, denn einige Pre-Shave-Öle werden nur mit dem zusätzlichen Auftragen von Rasierschaum angewendet. Was Sie dagegen brauchen, ist ein Öl, das allein für sich angewendet werden kann.

Sie auch daran, die Haare unterhalb der Nasenlöcher abzuschneiden (2).
Wenn der Bereich zwischen Ihrem Bart und dem Schnurrbart auf Höhe der Mundwinkel etwas dünn ist, haben Sie drei Möglichkeiten:

- Rasieren Sie diesen Bereich kürzer, sodass die Verbindung durch einen wachsenden Bart geschaffen wird.
- Wandeln Sie diesen Bereich ab, indem Sie den Schnurrbart vom Rest des Bartes »abtrennen«. Rasieren Sie ihn glatt, und achten Sie dabei darauf, nicht zu hoch zu kommen. Stoppen Sie bei den Mundwinkeln.
- Finden Sie sich damit ab: Oft zieht man die Aufmerksamkeit gerade erst an, wenn man versucht, kleine Mängel zu kaschieren.

Das Feintuning

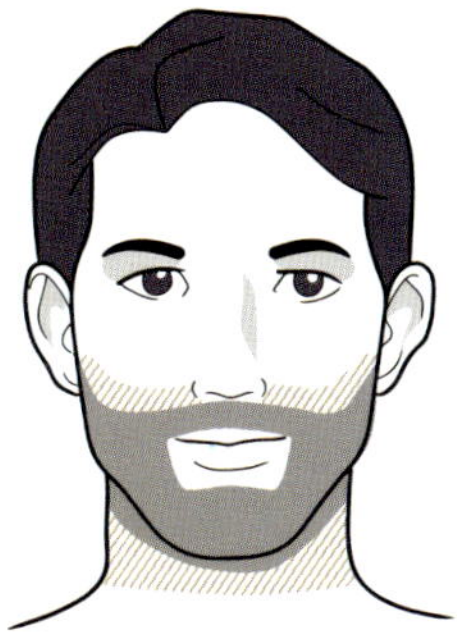

Zu rasierende Bereiche

Die Rasur

Rasieren Sie die vorab definierten Bereiche auf Höhe des Halses und der Wangen mit Ihrem normalen Rasierer. Sie können diese bei Bedarf auch mit dem Bartschneider nachbessern.

Wenn Ihre Haut an der Basis des Halses zu empfindlich ist und Sie diese deshalb nicht glatt rasieren möchten, entscheiden Sie sich am besten für eine ultrakurze Schur (0,5 bis 1 mm).

Sie sollten aber keinesfalls die ganze Halspartie bis unter das Kinn rasieren: Der so geschaffene Kontrast könnte wie ein Doppelkinn wirken, also nur wenig ästhetisch sein.

Was die elektrische Rasur angeht, sind geradlinige Modelle mit Gitter praktischer zur Pflege der Konturen als solche mit Rotationskopf. Außerdem gibt es Rasierer mit Präzisionsgitter und einem kompakten Kopf für den Feinschliff.

Nassrasierer mit Klingen sorgen für ein präziseres und dauerhafteres Rasierergebnis als elektrische Rasierer. Für ein noch saubereres Ergebnis können Sie mit einigen Hilfsmitteln des Barbiers experimentieren, dem Rasiermesser etwa oder für den Anfang der Shavette (ein Rasiermesser mit austauschbarer Klinge). Letztere bietet freie Sicht auf die Schneide, sodass man recht gut sehen kann, was man rasiert, um einen präzisen Bartverlauf zu erlangen.

Um das Risiko, sich dabei zu schneiden, möglichst gering zu halten, und für eine sichere Rasur, sehen Sie sich unsere Tipps im Kapitel 5 zur Rasur ab Seite 64 f. an.

Die Koteletten

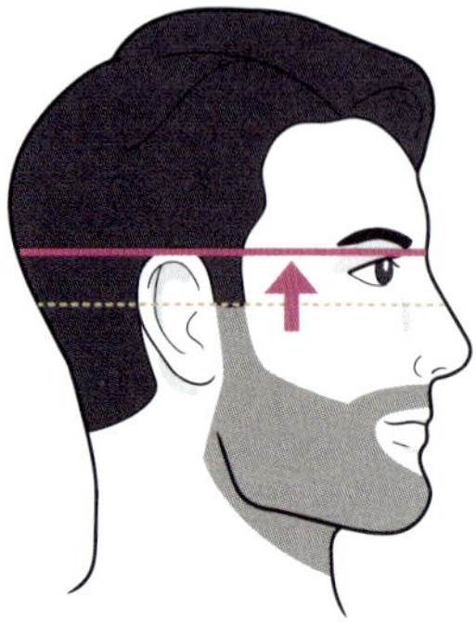

Bewegung des Bartschneiders an den Koteletten

Für eine schöne Abstufung zwischen Koteletten und Bart markieren Sie sich die gewünschte Höhe der Koteletten und gehen mit dem Barttrimmer von unten nach oben, auch unter die Koteletten und dann wieder nach oben bis leicht unterhalb der vorgesehenen Grenze. Als maximales Limit für den Barttrimmer können Sie sich am oberen Ende der Augen und dem der Ohren für die gewünschte Höhe orientieren (siehe die schematische Darstellung oben).

Zur Vermeidung von Unfällen wenden Sie die gleiche Methode wie beim Stutzen Ihres Bartes an: Beginnen Sie mit dem größten Schneideaufsatz, und reduzieren Sie die Größe weiter bis zur passenden Länge. Es geht darum, Ihre Koteletten perfekt mit Ihrem Bart verschmelzen zu lassen. Sie können die Breite der Koteletten leicht anpassen für eine regelmäßige Linienführung.

Der Soul Patch

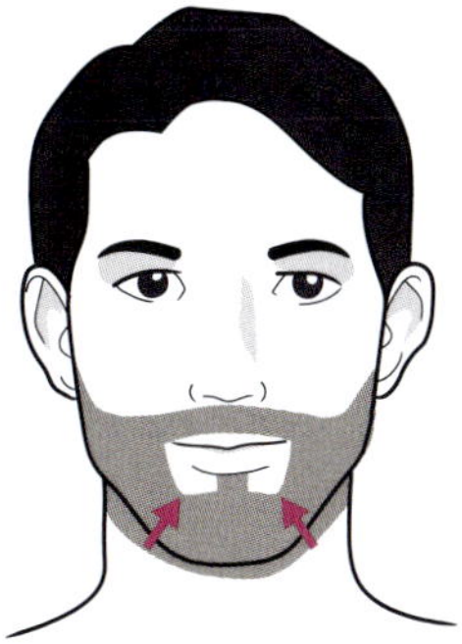

Trimmen des Soul Patches

Der bereits mehrfach erwähnte Soul Patch ist ein kleines Bartbüschel unterhalb der Unterlippe. Bei vielen Männern wird er von kleinen ovalen unbehaarten Bereichen auf jeder Seite umgeben. Einige Haare sprießen mitten in diesem unbehaarten Bereich – für einen schön sauberen Bart müssen diese entfernt werden.

Wenn es sich nur um einige wenige Haare handelt, können Sie dafür eine Pinzette benutzen. Ansonsten nehmen Sie Ihren Barttrimmer ohne Aufsatz oder einen Präzisions-Barttrimmer. Jede Seite muss schrittweise gestutzt werden für ein ausgeglichenes, schön symmetrisches Ergebnis. Wenn Ihr Kinn vollständig bartbedeckt ist, ohne sichtbaren Soul Patch, könnte es für Sie interessant sein, einen zu stylen. So würden die Gesichtslinien betont – ihr Kinn wird geformt und Ihr Mund hervorgehoben. Probieren Sie aus, ob der untere Teil Ihres Gesichts durch den Bart zu stark verdeckt wird.

Das Kinn und der Hals

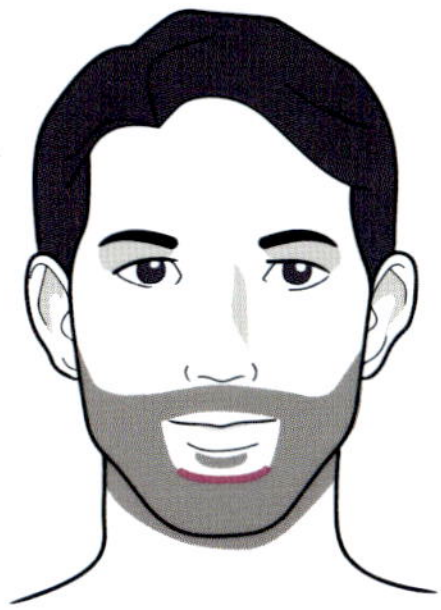

Alternative Trimmoption am Kinn

Einige Herren haben an dieser Stelle einen mehr oder weniger dichten Bart. Wenn die Seiten des Kinns dichter sind, trimmen Sie diese etwas kürzer durch

TIPPS VON JEAN

Zum Kürzen rebellischer Haare, die nach einigen Tagen aus dem Bart hervorstehen, können Sie auch Ihren Barttrimmer benutzen. Verwenden Sie dazu einen großen Aufsatz, oder stellen Sie das Rädchen auf eine große Größe ein. Um zu vermeiden, dass der ganze Bart getrimmt wird, nehmen Sie Ihren Barttrimmer verkehrt herum, mit dem Scherkopf nach unten, und führen Sie ihn in der Haarwuchsrichtung, also etwa von oben nach unten an den Wangen. Passen Sie die Schnittgröße evtl. nach und nach an, bis alle hervorstehenden Haare gekürzt sind.

Verstellen des Aufsatzes Ihres Bartschneiders. Wenn die obere Kinnpartie etwas zu dünn behaart ist, kann es manchmal von Vorteil sein, diese Stelle in Form eines Halbmondes gemäß der Kinnform zu trimmen und dabei noch einen kleinen Soul Patch unterhalb der Unterlippenpartie stehen zu lassen.

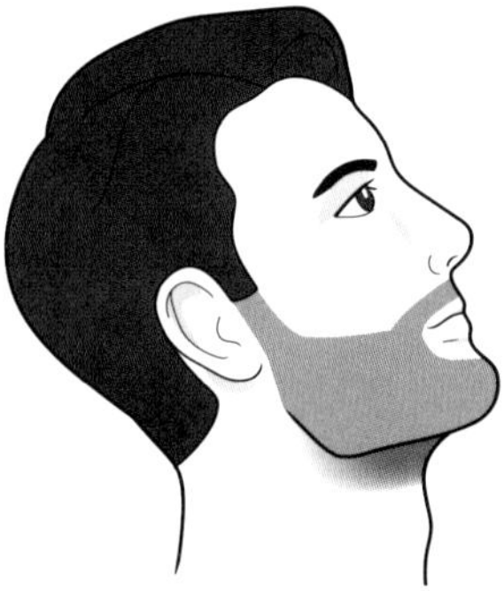

Abstufung an der Basis des Halses

Um einen zu starken Kontrast auf Höhe der unteren Halspartie zu vermeiden, benutzen Sie den Barttrimmer mit einem kürzeren Aufsatz. Mit ihm lässt sich eine leichte Abstufung zwischen dem rasierten Bereich und dem Bart trimmen (siehe Abb. oben). Mit ein bisschen Übung können Sie diese Abstufung schließlich auf die gesamte Halsbasis ausweiten.

Um den Schatteneffekt unter dem Kinn zu begrenzen, können Sie den Bart am Hals auch eine Stufe kürzer als den Rest des Bartes trimmen (–0,5/–1 mm).

Nachtrimmen

Das Nachschneiden hängt von der Geschwindigkeit Ihres Bartwuchses ab. Für den Hals und die Wangen ist tägliches Stutzen notwendig. Denken Sie nach dem Bürsten auch daran, Stoppeln, die aus dem Bart hervorstehen, mit der Schere abzuschneiden. Für den Einsatz des Bartschneiders muss man im Allgemeinen mit vier bis fünf Tagen rechnen.

Gehen Sie stets nach dem gleichen Muster vor:

1. Beginnen Sie mit der Begrenzung der Konturen »Wangen und Wangenknochen« mit einem Barttrimmer ohne Aufsatz.
2. Führen Sie den Barttrimmer entgegen der Haarwuchsrichtung, und beginnen Sie dabei mit dem größten Aufsatz.
3. Reduzieren Sie schrittweise die Größe des Aufsatzes bis zu der von Ihnen gewünschten Länge.
4. Schließen Sie mit dem Feintuning ab, ohne den Schnurrbart zu vergessen.
5. Verwenden Sie täglich Bartöl für die Pflege Ihrer Barthaare und denken Sie daran, Ihren Bart auch regelmäßig zu waschen.

Je nachdem, welche Dichte die verschiedenen Gesichtspartien haben sollen, können Sie mit den Aufsatzgrößen experimentieren. Achten Sie darauf, dass alles im Gleichgewicht und auf eine ausgewochene Weise schön symmetrisch bleibt.

Wenn es schwierig für Sie ist, einen gleichmäßigen Bart zu trimmen, lassen Sie sich einen längeren wachsen, oder probieren Sie andere Bartstile aus!

EINEN LANGEN BART STUTZEN

Wie bereits angesprochen, erfordert ein langer Bart mehrere Monate Geduld. Die Wachstumsdauer hängt vom Bartwuchs, von der Genetik und vom Stoffwechsel ab. Während der Bart wächst, befolgen Sie die Tipps zur Pflege der Konturen, damit Ihr Bart Woche für Woche sauber aussieht, bis schließlich dic gewünschte Länge erreicht ist.

Die Form

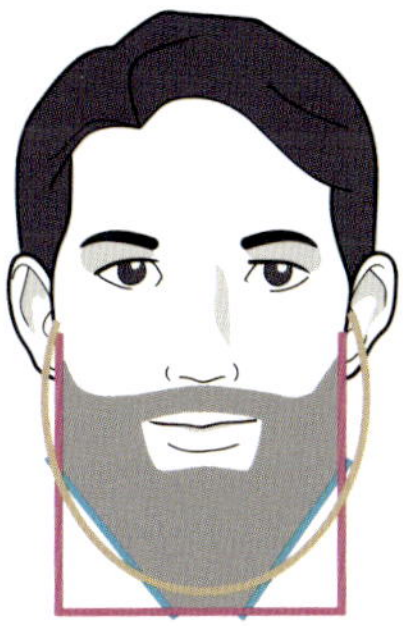

Basisformen eines langen Bartes

Falls Sie kein Fan von Holzfällerbärten sind, ist ein Besuch beim Barbier zunächst fast unerlässlich. Er wird Ihrem Bart seine globale Form geben, die rechteckig, rund, spitz oder natürlich sein kann. Ihr Barbier kann Ihnen auch andere, zu Ihrem Bartwuchs und Ihrer Persönlichkeit passende Styles empfehlen. Es ist also eher schwierig, einen imposanten Bart von Anfang an zu meistern. Dafür können Sie ihn im Alltag selbst pflegen, sodass er schön sauber aussieht. Schauen wir uns nun gemeinsam die wesentlichen Handgriffe an, damit Ihr Bart schön bleibt.

Die Konturen

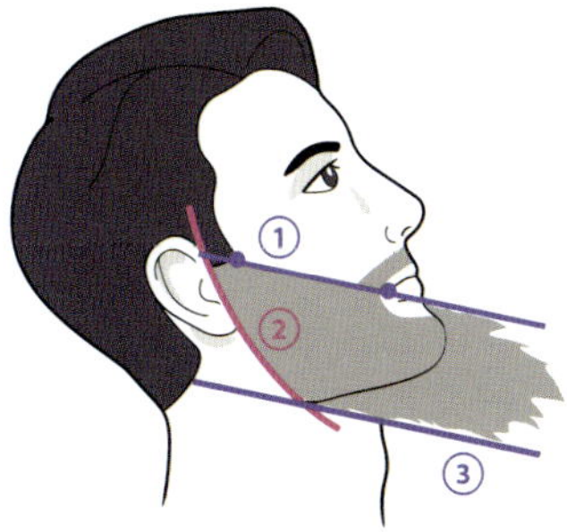

Konturen des langen Bartes

Bürsten Sie Ihren Bart zunächst in Haarwuchsrichtung, um diesen zu ordnen und zu entwirren. Definieren Sie dann die Konturen mithilfe eines Barttrimmers ohne Aufsatz: Hals, Wangen (Linie Nr. 1 in der Abb. oben) und Schnurrbart; befolgen Sie dabei die gleichen Anweisungen wie beim kurzen Bart.

Bei einem langen Bart muss der Partie vom Kieferwinkel bis zur Spitze des Ohrs besondere Beachtung geschenkt werden. Diese natürliche Linie muss mithilfe einer Schere neu definiert werden, um zu verhindern, dass Barthaare Sie in den Ohren kitzeln (Linie Nr. 2 in der Abb.).

Die am schwierigsten zu stutzende Partie befindet sich in der Mitte zwischen Hals und Kinn. Es ist wichtig, an dieser

Stelle ausreichend »Material« zu haben, da es dem Bart als Stütze dient und ihm einen guten Halt sichert. Trotzdem muss es für einen schönen Bart gepflegt werden. Greifen Sie dazu den unteren Teil Ihres Bartes mit der Hand, heben den Kopf und schneiden herausstehende Haare ab, um die vom Barbier getrimmte Linie (Linie Nr. 3 in der Abb. auf der vorherigen Seite, rechts) beizubehalten.

Der Bart

Um die zu stutzenden Haare auf natürlich Weise hervortreten zu lassen, kämmen oder bürsten Sie Ihren Bart bei der Wurzel beginnend, und heben Sie das Haar nach außen an. Kämmen Sie dann ein paar Mal gegen den Strich, insbesondere an der unteren Gesichtspartie. Kürzen Sie nun mithilfe einer Schere die Härchen, die auf jeder Seite des Bartes hervorstehen, sodass die Linien in der Verlängerung der Koteletten erneuert werden.

Achten Sie darauf, die Schere genau parallel zum Gesicht zu halten. Sie sollten die Schere keinesfalls senkrecht zum Gesicht, mitten in den Bart hinein, halten, da dies den Bart ausdünnen und ihm somit sein gleichmäßiges Aussehen nehmen würde.

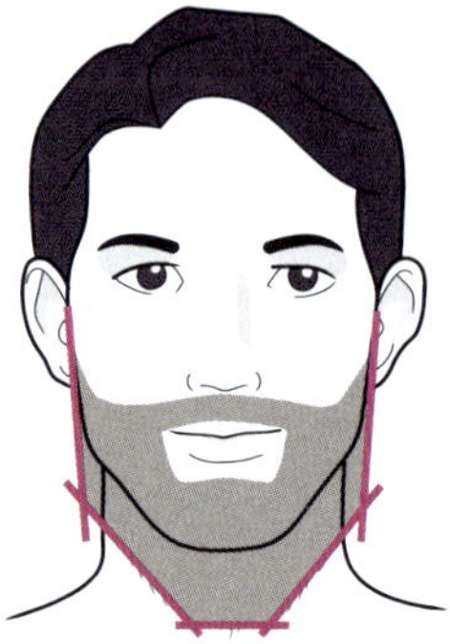

Nachtrimmen eines langen Bartes

Kämmen Sie jetzt Ihren Bart erneut nach außen, und kürzen Sie dabei die aus dem übrigen Bart hervorstehenden Haare. Wiederholen Sie diesen Vorgang so oft wie nötig.

Dieselbe Methode wenden Sie am unteren Teil an, um die generelle Form des Bartes zu bewahren. Vergessen Sie nicht, vor jedem Schneiden zu kämmen. Schneiden Sie stets akkurat, und benutzen Sie nicht den Bartschneider (außer für die Konturen), um Unfälle zu vermeiden.

Schnurrbart

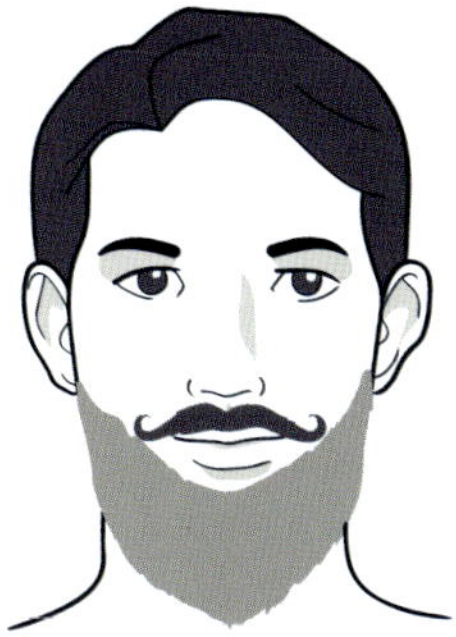

Schnurrbart in Kombination mit einem anderen Bart

Was den Schnurrbart angeht, so haben Sie auch in diesem Fall die verschiedensten Möglichkeiten. Sie können ihn mit einem weiteren Bart verschmelzen lassen oder ihm einen besonderen Touch geben, indem Sie ihn herausstechen lassen.

Lassen Sie ihn dazu wachsen, und achten Sie darauf, die Enden nicht zu kürzen. Frisieren Sie den Schnurrbart jeden Tag in der Mitte beginnend nach außen auf jeder Seite des Gesichts. Wenn er lang genug ist, verwenden Sie Schnurrbartwachs, um ihn zu formen. Entnehmen Sie etwas Wachs, verreiben Sie es zwischen Zeigefinger und Daumen zum Anwärmen und tragen das Wachs dann auf den Schnurrbart auf, von der Mitte nach außen. Schieben Sie anschließend Ihren Daumen auf Höhe der Lippen und der beiden Enden unter den Schnurrbart, um ihm Volumen zu verleihen und ihn vom übrigen Bart abzuheben.

Feintuning

1. Bürsten Sie Ihren Bart, und drücken Sie ihn an das Gesicht. Kürzen Sie mit der Schere letzte herausstehende Haare – stets parallel zum Bart.
2. Kürzen Sie die Haare, die bis zu den Lippen reichen.
3. Passen Sie Ihren Soul Patch an, falls notwendig, sodass er gleichmäßig und symmetrisch aussieht.
4. Rasieren Sie sich den Hals sowie bei Bedarf auch die oberen Wangen.

TIPPS VON JEAN

Wenn Sie sich ein sauberes Ergebnis für die Wangenknochen und den Hals wünschen, sollten Sie sich täglich um diese Partien kümmern. Falls Sie empfindliche Haut haben oder einfach eine natürlichere Wirkung wünschen, können Sie für diesen Bereich den Barttrimmer ohne Aufsatz anstelle des Rasierers ausprobieren.

Im Alltag

Es ist unerlässlich, mindestens einmal pro Woche nachzutrimmen, wenn Sie einen schönen Bart behalten wollen.

Durchschnittlich ein Besuch beim Barbier pro Monat zur Auffrischung der Form des Bartes ist empfehlenswert.

Behalten Sie im Hinterkopf, dass ein langer Bart mehr Pflege benötigt als ein kurzer, und beachten Sie unsere Tipps in Kapitel 6 (S. 76 f.), was das Bürsten, Waschen, Glätten und die Versorgung mit Feuchtigkeit angeht.

DEN BART STYLEN

Sie verfügen über einen dichten Bartwuchs, und ein Vollbart langweilt Sie? Sie wünschen sich einen Style, der Ihre Persönlichkeit noch mehr herausstellt? Lassen Sie Ihrer Laune freien Lauf, und entscheiden Sie sich für ein Bart-Styling. Dieses kann viele Formen und Kombinationen annehmen: Ziegenbart, Chin Strap, Koteletten, Schnurrbart ...

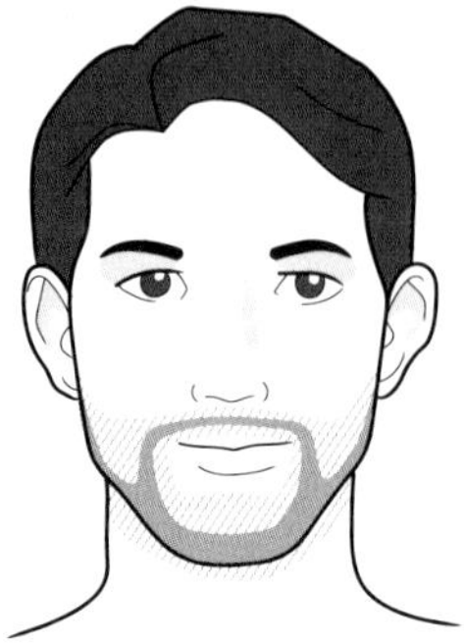

Trimmen eines modellierten Bartes

Die Grundzüge bleiben identisch wie bei einem Vollbart. Da jedoch die Konturen und die Linien besonders sichtbar sind, muss man sich mehr Zeit nehmen und Schritt für Schritt vorgehen, um das Design umzusetzen.

Beginnen Sie zunächst einmal damit, sich einen Vollbart wachsen zu lassen für ein optimales Ergebnis.

Betrachten Sie Ihr Gesicht, und stellen Sie sich das Design Ihres zukünftigen

Bartes vor, ganz nach Lust und Laune sowie in Abhängigkeit von der Beschaffenheit und dem Wuchs Ihrer Barthaare.

Ziehen Sie die Konturen mithilfe des Barttrimmers, und achten Sie darauf, einen Rand von einigen Zentimetern zu der angestrebten Form zu lassen.

Trimmen Sie schrittweise, und wechseln Sie dabei die Gesichtshälften, um ein schön symmetrisches Design zu erzielen.

Sobald die Linienführung vollbracht ist, rasieren Sie die nicht bedeckten Partien des Gesichts mit Ihrem üblichen Rasierer. Benutzen Sie Rasieröl wegen dessen Gleit- und Transparenzeigenschaften, sodass Sie die Grenzen Ihres Bartes gut sehen können.

Modellierte Bärte werden kurz getragen. Wenden Sie den Barttrimmer regelmäßig an, um die Länge Ihres Bartes beizubehalten und die Konturen anzupassen.

Dieser Bart-Style erfordert eine minutiöse Rasur und eine tägliche Pflege, da minimale Unvollkommenheiten sich hier sehr schnell offenbaren.

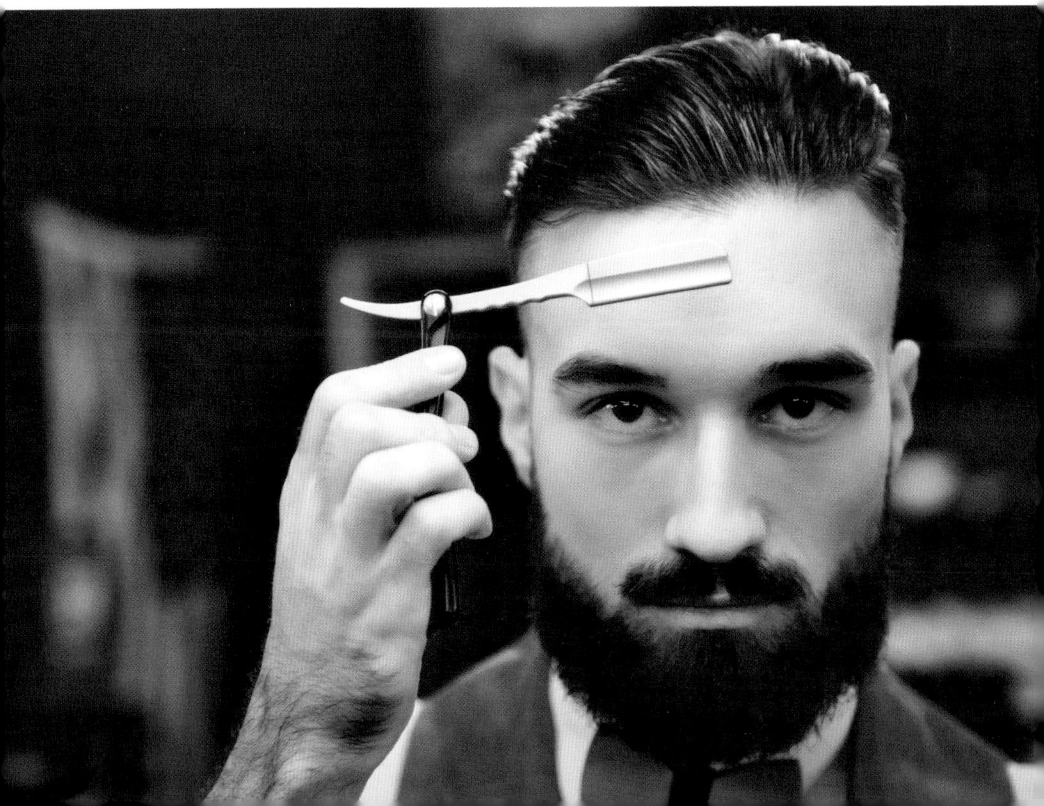

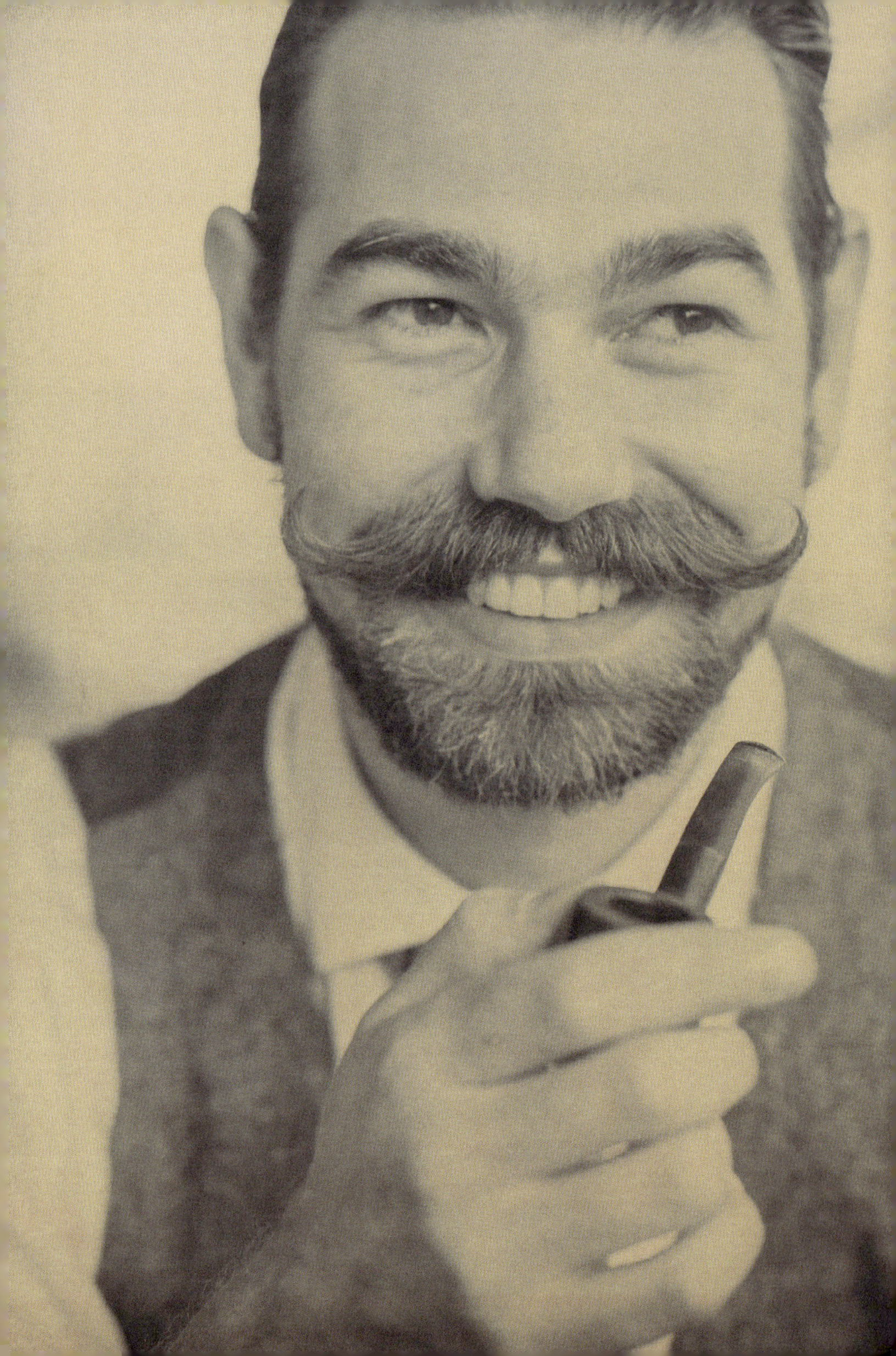

4
SCHNURRBART

DER SCHNURRBART ALS SYMBOL

Ob rustikal, buschig oder raffiniert – ein Schnurrbart zieht die Blicke auf sich und scheidet die Geister.

Lange Zeit galt er bei uns als veraltet und war fast von der Bildfläche verschwunden. Heute sieht man ihn wieder vielfach auch in Modemagazinen – meist in einer etwas ausgefeilteren Form.

Auch der Schnurrbart braucht eine intensive Pflege: Wenn er schlecht getrimmt ist, kann er schnell einen vernachlässigten Eindruck machen. Doch bevor Sie nun erfahren, wie Sie einen schönen Schnurrbart realisieren können, betrachten Sie erst mal die verschiedenen Stile und behalten dabei im Hinterkopf, dass auch hier wie in allen Belangen des Bartes alles vom natürlichen Bartwuchs abhängt und im Einklang mit der Persönlichkeit des Bartträgers stehen sollte.

In einigen Ländern tragen fast alle Männer einen Schnurrbart. Im Irak ist der Satz »Mögest du deinen Schnurrbart verlieren!« eine schlimme Beleidigung. In der Türkei wird er wie überall im Nahen Osten als Symbol der Mannesehre angesehen – dort gibt es eine Redensart, die besagt: »Ein Mann ohne Schnurrbart ist wie ein Haus ohne Balkon.« Die Türkei ist zudem eine Topadresse für eine Schnurrbarttransplantation – ohne Bart geht der Mann hier nicht aus dem Haus, und wem kein Bart wächst, der muss eben nachhelfen. Zumal mit dem Bart in der Türkei auch die politische oder religiöse Orientierung signalisiert werden kann: Das knapp geschorene, die Oberlippe freilassende Bürstchen á la Erdogan weist meist auf einen frommen Muslim hin, der bis zur Unterlippe wuchernde Schnauzbart verweist in der Regel auf eine politisch weit links orientierte Gesinnung. Glatt rasierte Männer gelten als Kemalisten oder als Anhänger der Gülen-Bewegung.

MOVEMBER – WAS IST DAS EIGENTLICH?

»Movember« ist ein Kofferwort aus den englischen Wörtern moustache für Schnurrbart und November für den ent-

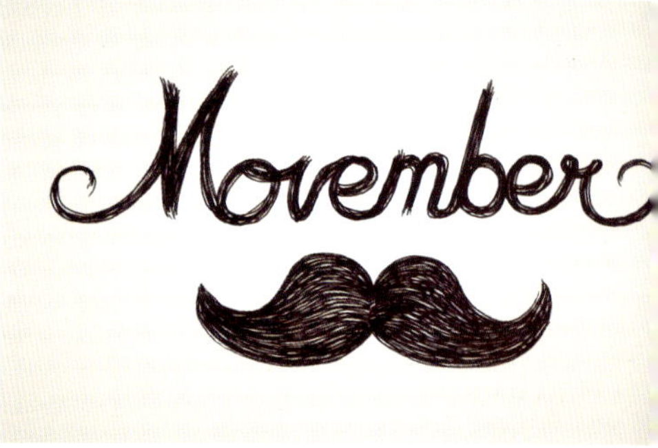

sprechenden Monat. Damit bezeichnet man eine im Jahr 2003 in Australien von einer Gruppe junger Männer gegründete Bewegung, der es darum geht, auf die Risiken typischer Männerkrankheiten und die Chancen einer frühen Prävention aufmerksam zu machen sowie Spenden für die Erforschung, Aufklärung und den Kampf gegen diese Erkrankungen zu sammeln. Zu diesem Zweck lassen sich immer mehr Männer längst nicht mehr nur in Australien, sondern inzwischen auch überall auf der Welt – seit 2012 auch in Deutschland – jedes Jahr im November einen Schnurrbart stehen. Diese Männer werden »Mo-Bros« genannt, lassen sich auf der Website von Movember (www.movember.com) registrieren und sind dann einen Monat lang sichtbarer Ausdruck dieser Bewegung.

Sichtbar im Wortsinn: Dass ein nach und nach wachsender Schnurrbart in einem zuvor frisch rasierten Gesicht erst einmal eher unansehnlich ist, kommt dem gewünschten Ziel der Aufmerksamkeit entgegen: Auf den schütteren Bartwuchs angesprochen, erzählen die Männer dann sehr gern, worum es ihnen geht.

Es können sich aber auch Damen in diese vornehmlich männliche Angelegenheit einbringen: Als »Mo-Sistas« unterstützen sie das Anliegen, indem sie ihrerseits das Thema in den sozialen Netzwerken kommunizieren, Spenden sammeln oder sich an der Organisation bestimmter Movember-Events an ihrem Arbeitsplatz oder an der Uni beteiligen.

Die gesammelten Spenden werden dann zum Beispiel für die Finanzierung von Programmen zur Prävention oder zur Früherkennung von Prostata- und Hodenkrebs eingesetzt, aber auch zur Erforschung von Depressionen und der Bipolaren Störung – beides bei Männern weit verbreitet, aber in vielen Fällen nie oder zu spät behandelt, weil »Mann« lieber nicht darüber spricht, statt sich professionelle Hilfe zu suchen ...

DIE BEKANNTESTEN SCHNURRBARTSTILE

Der Natürliche

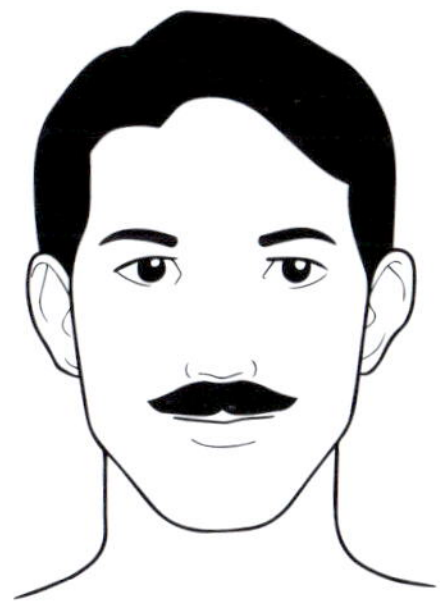

Dieser Schnurrbart ist weltweit am meisten verbreitet und oftmals der erste Schritt hin zu einem raffinierteren Oberlippenbart. Aber, Achtung: Das bedeutet natürlich nicht, dass man ihn auf eine anarchische Art und Weise wachsen lassen kann! Das Ziel besteht darin, zunächst dem Verlauf des Schnurrbartes zu folgen und dabei seine Konturen sorgfältig zu pflegen. Anschließend liegt es dann an Ihnen, wie Sie Ihren Bart in Szene setzen wollen: Sie können ihn buschig belassen, frisieren oder ein wenig Wachs auftragen, um ihn gleichmäßig zu formen.

»Croustache«

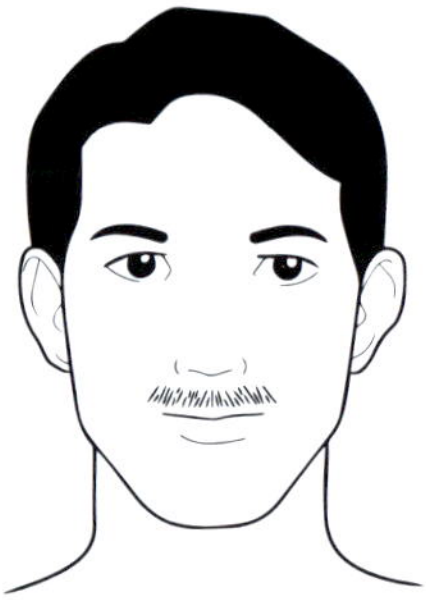

Der Spitzname Croustache ist ein Kofferwort aus dem englischen Wort Crusty (verkrustet) und dem französischen Wort Moustache (Schnurrbart). Er verweist darauf, dass dieser Bartstil etwas ungepflegt wirkt – ohne es in der Regel tatsächlich zu sein. Bei einem Coustache handelt sich um einen aufkeimenden Oberlippenbart, den junge Männer gern als ein Zeichen ihrer Reife zur Schau tragen. Er passt zu einem coolen, entspannten Look. Die Länge des kleinen Oberlippenbartes muss mithilfe der Schere gepflegt werden; es sollten keine Haare bis zu den Lippen reichen.

Zwirbelbart

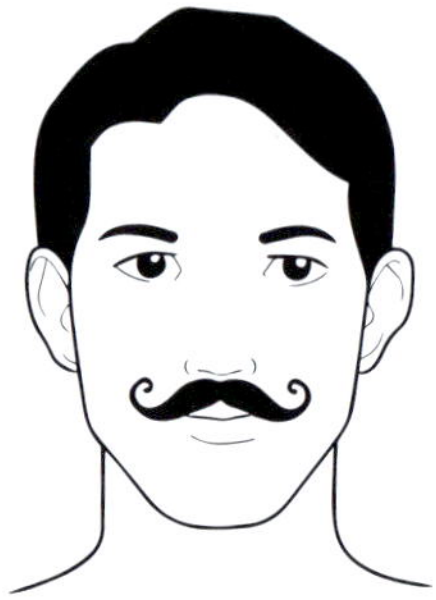

Die Besonderheit dieses an einen Farradlenker erinnernden Schnurrbarts liegt in seinen beiden langen Enden, die sich hinten aufdrehen. Das verleiht ihm einen eleganten Touch. Wenn die Enden leicht angehoben sind, aber keine Schleife formen, spricht man von einem Schnurrbart »à la Française«. Es gibt ihn in verschiedenen Größen, in Form von zwei in der Mitte voneinander getrennten Bärten oder in einem Stück gewachsen. Um ihn besser in Szene zu setzen, kombinieren ihn viele Männer gern mit einer weiteren Bartform – einem schönen Dreitagebart etwa oder in einer etwas ausgeprägteren Form auch mit einem langen Bart, wobei der Zwirbelbart dann mehr Volumen braucht und deutlich geformt sein muss, um sich vom übrigen Bart abzusetzen.

Tägliche und sorgfältige Pflege sind auch hier selbstverständlich. Einige Männer feuchten den Bart an, um ihm seine Form zu geben – aber nichts geht über Schnurrbartwachs, um einen dauerhaften Halt sicherzustellen.

Walrossbart

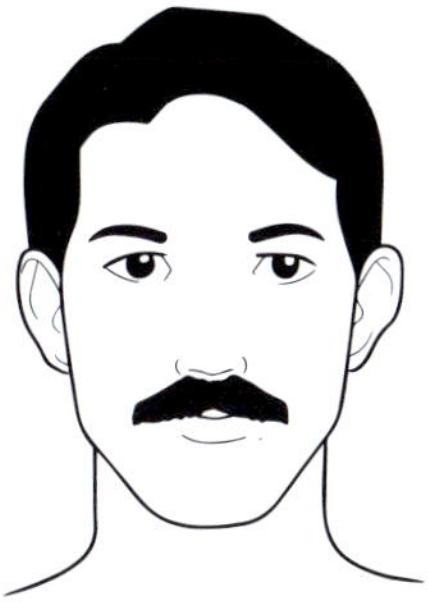

Dieser imposante Oberlippenbart bedeckt die gesamte Breite der Partie oberhalb der Lippen. Seine Basis ist gerade, die äußeren Enden sind leicht abgerundet, was ihm eine bürstenähnliche Form gibt. Er ist sehr pflegeleicht. Es genügt, sich täglich gut zu rasieren und die Konturen mit der Schere nachzuschneiden.

Clark-Gable- oder Bleistiftbart

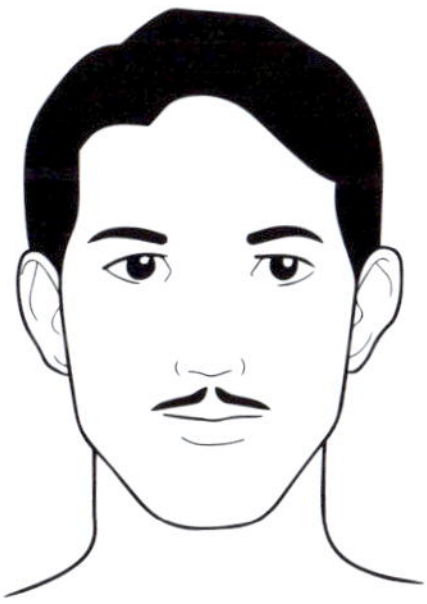

Dieser Bart wurde durch den US-amerikanischen Schauspieler Clark Gable bekannt. Es existieren diverse Varianten: als einfacher, an die Oberlippe angrenzender Strich, als gebogene Linie genau in der Mitte zwischen den Lippen und der Nase sowie in der Form von zwei leicht abfallend aus der Richtung der Nasenlöcher her kommenden Teilen. Stets muss eine maximale Dicke von 3 mm eingehalten sowie mit Geduld und Präzision getrimmt werden, damit der Bartstil voll zur Geltung kommt.

Hufeisen-Bart

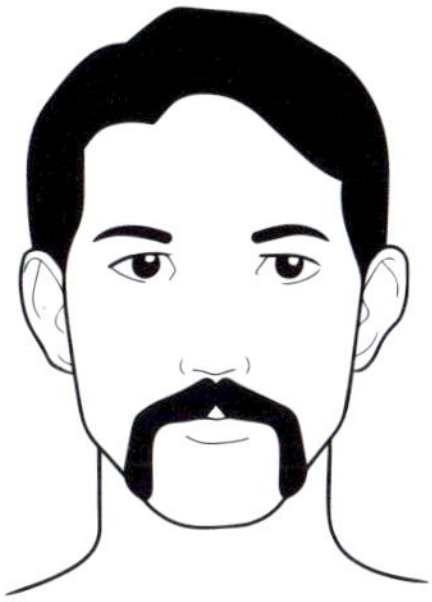

Diese Schnurrbartform kann etwas altmodisch erscheinen. Doch wenn sie gut in Szene gesetzt wird, mit Koteletten beispielsweise oder im Kontrast zu einem glattrasierten Schädel, kann sie ein Gesicht sehr schön schmücken.

Dicke und Breite des Barts variieren: dicht und imposant verstärkt den maskulinen Eindruck, dünn und kurz getrimmt ergibt einen eleganteren, diskreteren Look. Für die erste Variante wird empfohlen, von einem Vollbart oder einem breiten Kinnbart auszugehen, um ihm anschließend schrittweise seine charakteristische Form zu geben.

Pyramide

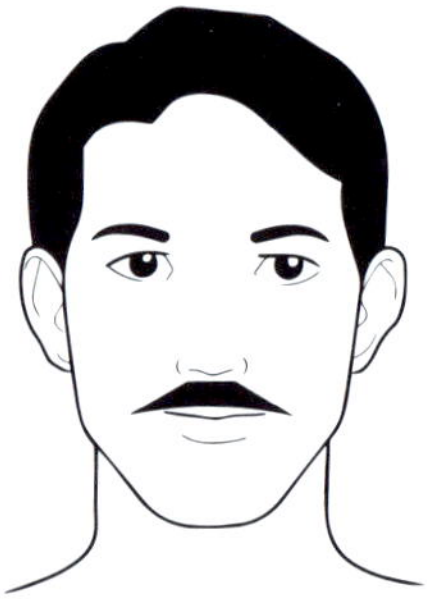

Dieser geometrisch geformte Oberlippenbart ist etwas für Puristen. Seine Grundform ist ein an der oberen Spitze abgeschnittenes Dreieck. Ausgehend von diesem Design gibt es viele Abwandlungen: von der kleinen Pyramide mit schmaler oberer Partie, deren zwei Teile sich in der Mitte der Nasenlöscher treffen, bis hin zur größeren Pyramide, deren obere Partie die gesamte Breite der Nase bedeckt und an der Basis über die Mundwinkel hinausgeht.

Dieser Schnurrbartstil erfordert ein wenig Übung. Um ihn zu trimmen, definieren Sie die obere Linie unter der Nase und die untere oberhalb der Lippen. Formen Sie dann die Winkel auf jeder Seite. Trimmen Sie schließlich akkurate Konturen, um den Bart hervorzuheben.

Fu Manchu

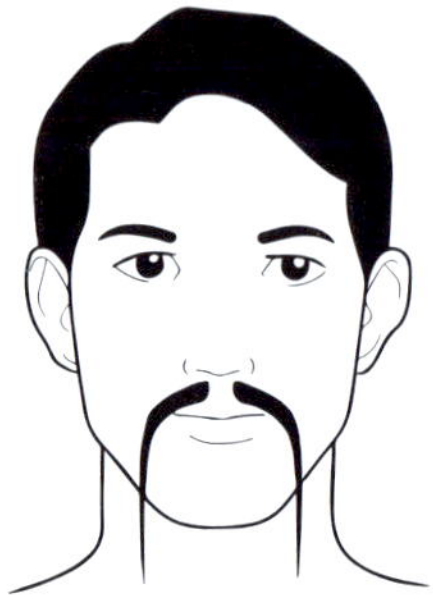

Dr. Fu Manchu ist ein im Jahr 1912 von Sax Rohmer erfundener Charakter, der als Filmbösewicht schon oft auf der Leinwand zu sehen war. Anklang findet diese Form häufig bei Studenten der Geisteswissenschaften, bei Martial-Arts-Anhängern oder Asienfans.

Stutzen Sie Ihren Bart für diesen Look in zwei Teile, und lassen Sie dann Tag für Tag die Enden an den Mundwinkeln wachsen. Trimmen Sie die Konturen bei der täglichen Pflege, und vor allem: Haben Sie einige Monate lang Geduld. Sobald Sie eine gewisse Länge erreicht haben, können Sie mit etwas Bartwachs das Styling vollenden.

Slawenhaken

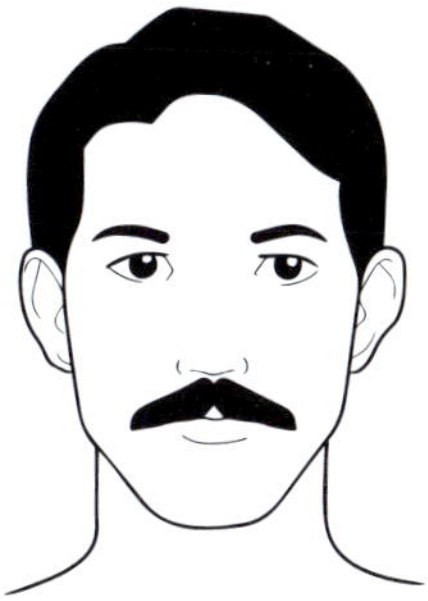

Bei dieser imposanten Schnurrbartform fallen die oberen Bereiche wie bei einem Hausdach leicht ab, mit abgerundeten Enden, die knapp unter den Mundwinkeln abschließen. Berühmte Träger waren Tom Selleck in der TV-Serie Magnum und Freddie Mercury von der Gruppe Queen. Er ist recht leicht zu stylen, erfordert aber Konzentration beim Trimmen des oberen Teils und der Abrundung der Enden.

Englischer Moustache

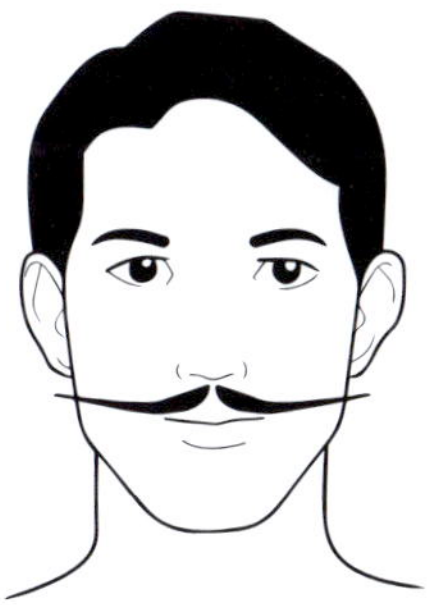

Mit dieser raffinierten Schnurrbartvariante wird garantiert niemand übersehen! In einer dünnen, lang gezogenen Form schließt er mit wachsgeformten Enden ab, damit diese den ganzen Tag lang halten. In einer breiteren und dickerer Form wird er zum ungarischen Schnurrbart.

Amerikanischer Moustache

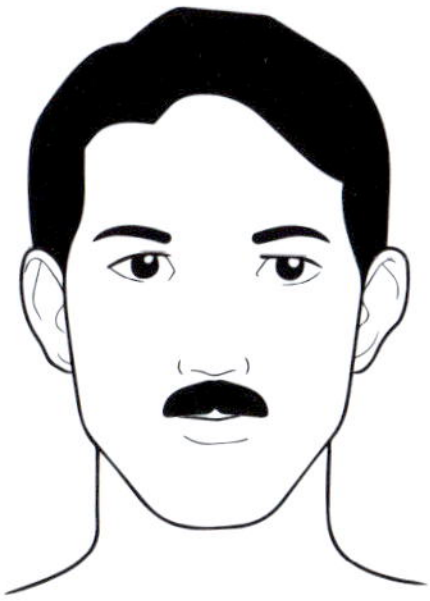

Dieser Oberlippenbart in Halbmondform war in den 1940er-Jahren bei GIs recht beliebt und findet auch heute noch Anhänger wie den Schauspieler Brad Pitt.

Zu Beginn stutzen Sie die allgemeine Form, indem Sie den natürlichen Krümmungen Ihres Gesichts folgen. Konzentrieren Sie sich dann auf die obere Partie, um eine schöne Rundung zu formen.

Victor-Emanuel-Bart

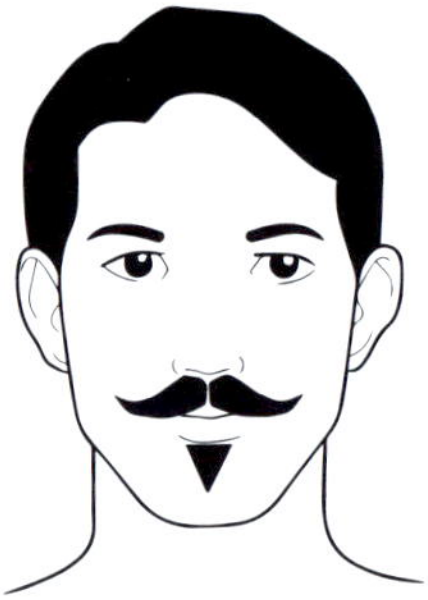

Dieser Musketier-Schnurrbart besteht aus einem Schnurrbart à la française, der an den Spitzen leicht nach oben gebogen ist, und aus einem dreieckigen Soul Patch. Die Form wird noch aufgewertet, wenn man lange Haare hat – umso mehr, wenn Sie mit einem längeren Soul Patch experimentieren möchten.

Um einen Soul Patch zu trimmen, lassen Sie Ihren Bart unterhalb Ihrer Lippen mehrere Tage lang wachsen. Gehen Sie dann Schritt für Schritt vor, und stutzen Sie nach und nach jede Seite, bis die gewünschte geometrische Form erreicht ist. Trimmen Sie dann die Konturen.

STUTZEN UND PFLEGE DES SCHNURRBARTES

In diesem Abschnitt finden Sie grundlegende Tipps für das Stutzen Ihres Schnurrbartes. Vervollständigt werden diese durch die speziellen Hinweise zu jedem Schnurrbartstil und die im Kapitel Rasur beschriebenen Handgriffen

Das brauchen Sie dazu

- **Schnurrbartschere:** Diese spitze Schere eignet sich ganz speziell zum Ausdünnen und Modellieren eines gut gepflegten Schnurrbartes.
- **Schnurrbartkamm:** Dieser kompakte Kamm mit engstehenden Zinken ist ideal zum Ordnen widerspenstigster Barthaare und für das Erreichen eines gleichmäßigen Erscheinungsbildes Ihres Oberlippenbartes.
- **Schnurrbartwachs:** Was die Engländer »wax« nennen, unterscheidet Neulinge von erfahreneren Amateuren. Dieses Produkt ist unerlässlich bei einem Style, der besonders in Form gebracht werden muss wie der Zwirbelbart.

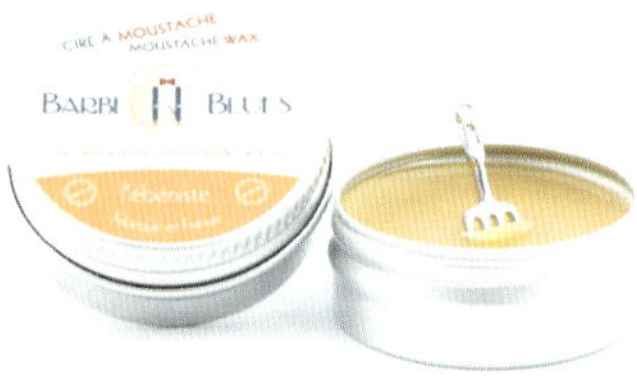

- **Elektrischer Barttrimmer:** Er ist nicht zwingend notwendig, für einen Anfänger aber möglicherweise einfacher zu bedienen als eine Schere. Sehr praktisch ist er zudem bei der Definition sehr dünner oder geradliniger Konturen und um Ihren Schnurrbart auszudünnen.
- **Rasierer:** Es gibt Nassrasierer mit austauschbarer Klinge, Rasierhobel, Rasiermesser oder elektrische Rasierer. Für den Anfang nehmen Sie Ihren üblichen Rasierer, aber ich empfehle Ihnen, dann bald zu einem Klingenrasierer zu wechseln, da dieser für das Trimmen der Konturen präziser ist.

Die ersten Schritte

Einer der einfachsten Wege für einen schönen Schnurrbart ist, sich zwei Wochen lang einen Vollbart wachsen zu lassen. Das macht Ihnen dann das Trimmen gleich viel leichter.

Sehen Sie sich zu Beginn die Dichte und die Haarwuchsrichtung Ihres Schnurrbartes genau an. Wenn es Ihr erster Schnurrbart ist, empfehle ich Ihnen die natürliche Form. Auf diese Weise sehen Sie nach wenigen Wochen des Wachsenlassens, ob Sie genügend Material zur Verfügung haben, um sich einen raffinierteren Oberlippenbart zuzulegen.

1. Stellen Sie sich das Design Ihres künftigen Schnurrbartes in Ihrem Gesicht vor. Falls das für Sie hilfreich sein sollte, zeichnen Sie das Design zur Visualisierung der Trimmbewegung mit dem Finger nach.
2. Verwenden Sie einen Barttrimmer ohne Aufsatz oder Ihren üblichen Rasierer, um die Wangen und den Hals frei zu rasieren. Halten Sie dabei einen Rand von einigen Zentimetern zu Ihrem Schnurrbartdesign in der gewünschten finalen Form ein.
3. Fahren Sie mit dem Trimmen fort, und nähern Sie sich so schrittweise der von Ihnen gewünschten Bartform. Sobald Sie sich dem finalen Design angenähert haben, trocknen Sie Ihr Gesicht bei Bedarf ab und gehen zum nächsten Schritt über.

TIPPS VON JEAN

Wenn Sie einen herkömmlichen Nassrasierer benutzen, testen Sie Rasieröl: Das ist transparent, lässt also die Konturen sichtbar werden beim Rasieren, während Sie eine von dickem Rasierschaum verdeckte Linie leicht übersehen können. Falls Sie einen Barttrimmer benutzen, achten Sie gut darauf, dass Ihr Gesicht auch wirklich schön trocken ist, bevor Sie beginnen.

Trimmtechnik

Wenn Sie sich für eine schmale Variante wie den Clark-Gable- oder für eine grafische wie den pyramidenförmigen Schnurrbart entschieden haben, benutzen Sie den Barttrimmer ohne Aufsatz, um die Konturen zu definieren. In den anderen Fällen und wenn Sie geschickt sind können Sie es mit der Schere probieren. Dabei sollten Sie die folgenden Punkte je nach dem von Ihnen gewünschten Schnurrbartstil beachten:

- Ist der obere Teil des Schnurrbartes gemäß des natürlichen Bartwuchses abgerundet oder absteigend?
- Lässt sich der untere Teil, knapp oberhalb der Lippen, mit der Schere kürzen?
- Ist die Breite mehr oder weniger waagerecht angelegt?
- Stimmen die Maße in der Senkrechten, mehr oder weniger abfallend zu den Mundwinkeln? Bei den meisten Styles geht man von 1 mm darüber aus, beim Slawenhaken von 1 mm darunter, beim Fu Manchu und beim Hufeisen sind es gleich mehrere Zentimeter in Richtung Kinn.

Fahren Sie in kleinen aufeinanderfolgenden Bewegungen auf beiden Seiten des Gesichts fort, damit es schön gleichmäßig aussieht. Kämmen Sie Ihren Schnurrbart regelmäßig nach dem Schneiden mit der Schere, damit die zu kürzenden Haare sichtbar werden.

Das Design Ihres Schnurrbartes ist nun fertig, jetzt muss der Bart nur noch entsprechend gestylt werden.

Das Styling des Schnurrbartes

Um Ihr sorgfältig getrimmtes Gentleman-Merkmal in Form zu bringen, geht nichts über Schnurrbartwachs. Dieses überwiegend aus Bienenwachs bestehende Produkt pflegt, schützt, vollendet und fixiert Ihr Bartkunstwerk.

1. Feuchten Sie zuerst Ihren Schnurrbart leicht an, und geben Sie ihm mit einer Bürste oder einem Kamm seine generelle Form.
2. Entnehmen Sie etwas Wachs, und verreiben Sie es zwischen Daumen und Zeigefinger jeder Hand in kleinen kreisförmigen Bewegungen, um das Wachs anzuwärmen und geschmeidiger zu machen.
3. Tragen Sie es nun von innen nach außen auf den Schnurrbart auf.

Wenn Sie sich zum Beispiel einen Zwirbelbart wünschen, formen Sie mit Daumen und Zeigefinger Spitzen wie beim Eindrehen. Biegen Sie diese dann wie eine Schleife um.

Die richtige Pflege

Ein Schnurrbart braucht eine sorgfältige Pflege, um gut zur Geltung zu kommen.

- Kämmen Sie gegen den Strich, indem Sie den Schnurrbart anheben, und kürzen Sie alles, was über den Kamm hinausragt.
- Wenn Sie den Bart noch mehr ausdünnen möchten, kämmen Sie weiter und gehen dabei noch tiefer in den Schnurrbart. Sie sollten wissen, dass Sie ihn im Durchschnitt einen lang Monat wachsen lassen müssen, damit er eine gute Fülle hat.
- Kämmen Sie Ihren Schnurrbart mit dem Strich, und stutzen Sie die Konturen mit der Schere. Wiederholen Sie das Procedere so oft wie nötig, und vergessen Sie dabei auch die Haare nicht, die auf den Lippen hängen.
- Wenn Ihr Mund mehr zur Geltung kommen soll, können Sie einen Streifen von einem Millimeter zwischen Oberlippe und Schnurrbart stutzen, entweder auf der gesamten Länge oder nur an den Enden.
- Damit Ihr Oberlippenbart am besten in Szene gesetzt wird, rasieren Sie sich das übrige Gesicht.

Ein schnurrbärtiger Gentleman ist sich diese tägliche Pflicht schuldig!

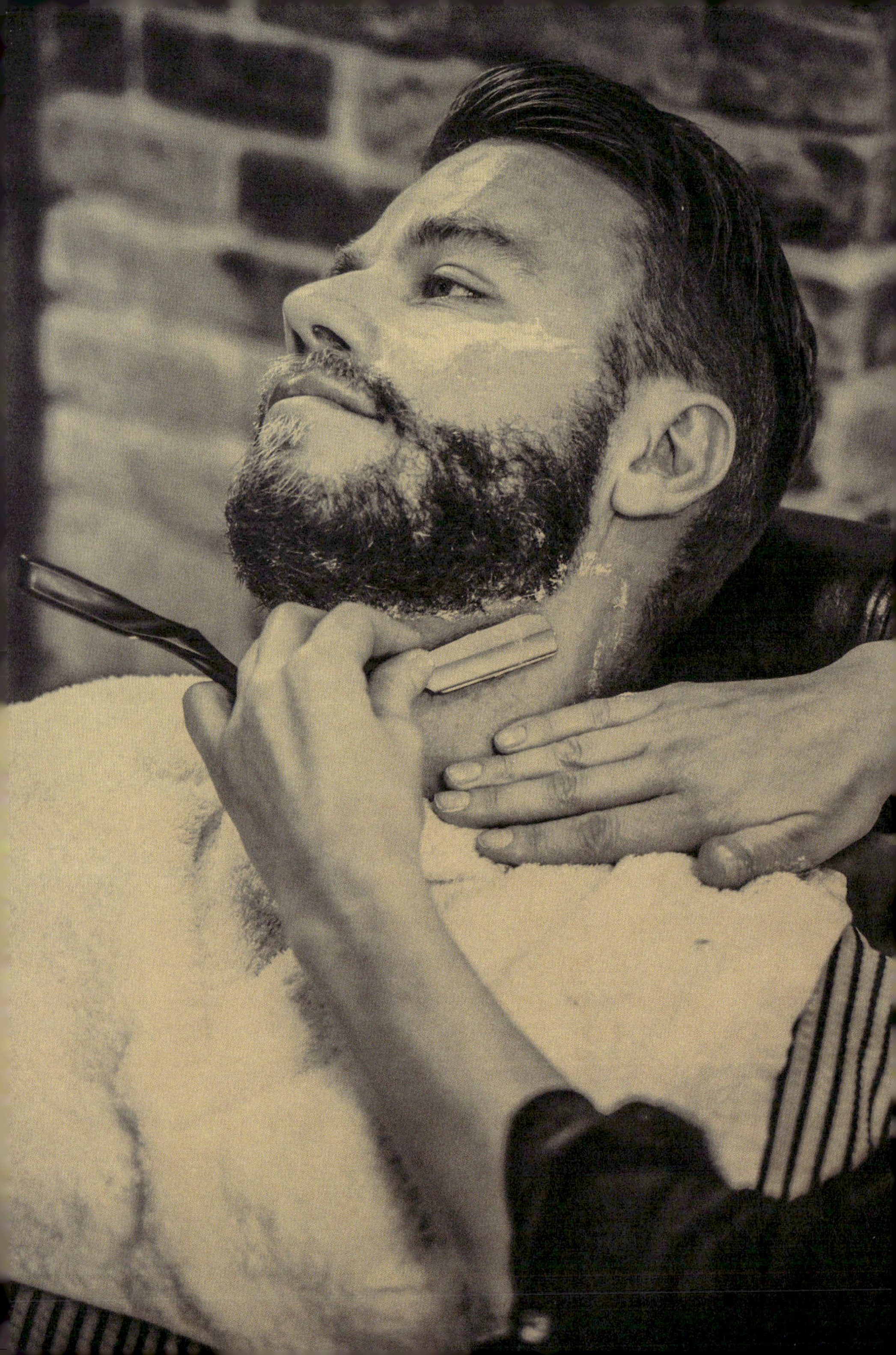

5

RASUR

Damit ein Bart gut in Szene gesetzt werden kann, müssen die Konturen und die Halspartie gut gepflegt werden. Hier also ein paar Tipps für eine präzise Rasur mit dem nötigen Respekt für Ihre Haut.

RASIERERTYPEN

Schon seit Jahrtausenden rasieren sich die Menschen. Früher waren die Rasierer aus Feuerstein, Bronze oder Eisen, heute gibt es vier Arten von Rasierern, die am meisten verwendet werden: elektrischer Rasierer, Nassrasierer mit austauschbaren Klingen, Rasierhobel und Rasiermesser.

Elektrischer Rasierer

Wenn Sie sich für die elektrische Rasur entscheiden, haben Sie die Wahl zwischen einem Rasierer mit Rotationskopf oder einem mit schwingenden Klingen. Alles hängt von der Beschaffenheit Ihres Barthaars ab und von der Zeit, die Sie sich für das Rasieren nehmen wollen ...

Der Rasierer mit Rotationskopf wurde 1939 von Philips erfunden. Er besteht aus runden Gittern mit rotierenden Klingen, ist besonders für geschmeidige Bärte geeignet und sorgt für eine schnelle, recht präzise Rasur – auch bei einem Bart, der eine Woche lang gewachsen ist. Bei empfindlicher Haut kann es zu einigen Rötungen kommen, meist am Hals.

Der Rasierer mit schwingenden Klingen hat einen rechteckigen, mit einem mikroperforierten Gitter (Scherfolie) ausgestatteten Scherkopf, unter dem die schwingenden Klingen sitzen. Wenn das Barthaar in das Gitter eindringt, wird es von den kleinen Klingen gekürzt. Dieses System wird bei den Rasierern von Braun und Panasonic verwendet. Es eignet sich insbesondere für harte Bärte. Die Rasur dauert etwas länger als bei einem Rasierer mit Rotationskopf, aber hier kommt es auch, so die Erfahrung von Nutzern, weniger häufig zu Rötungen.

Mechanischer Rasierer

Der Rasierer mit austauschbaren Klingen ist einer der heute am meisten genutzten. Es gibt Köpfe mit zwei oder mehr Klingen. Die verschiedenen Hersteller wetteifern, was das Zeug hält, um ihre Produkte Jahr für Jahr zu verbessern. Da es sich um Einwegklingen handelt, muss man regelmäßig neue besorgen. Es gibt zudem noch ein komplettes Einwegmodell, bei dem der Griff fest mit dem Klingenkopf verbunden ist.

WANN IST ES ZEIT FÜR EINEN KLINGENWECHSEL?

Die durchschnittliche Lebensdauer einer Klinge beträgt fünf bis sieben Rasuren. Aber der Klingenwechsel hängt auch von der Beschaffenheit der Barthaare ab; Männer mit hartem Bart werden öfter wechseln müssen. Im Allgemeinen kann man sagen, dass es Zeit für den Abfallkorb ist, wenn Sie spüren, dass die Klinge hängen bleibt oder nicht mehr ausreichend gut schneidet.

Daneben existieren noch zwei andere Rasierertypen, die von den Anhängern der traditionellen Rasur sehr geschätzt werden: Rasierhobel und Rasiermesser.

Der Rasierhobel, auch Sicherheitsrasierer genannt, war der erste mechanische Rasierer auf dem Markt. Er wurde Anfang des 20. Jahrhunderts von dem Amerikaner King Camp Gillette (1855-1932) erfunden. Der Rasierer funktioniert mit zwei sehr dünnen Einwegklingen, was seinerzeit eine echte Innovation war. Bis heute wird er unter demselben Markennamen vermarktet. Sein Erfolg ist vor allem darauf zurückzuführen, dass er praktischer als ein Rasiermesser war, das täglich geschliffen werden musste und dessen Gebrauch oft zu Schnittwunden führte.

Das Rasiermesser hat im Französischen verschiedene Bezeichnungen. Die französischen Barbiere nennen es meistens coupe-chou, was ursprünglich ein ironischer Spitzname für einen sehr kurzen Säbel (50 cm) der Infanteristen im 19. Jahrhundert war. Dieser Säbel wurde häufig verspottet, da er eher geeignet schien, einen Kohlkopf abzuschneiden, als in der Infanterie eingesetzt zu werden. Es ist *das* traditionelle Hilfsmittel schlechthin und äußerst präzise, erfordert aber ein wenig Übung beim Schleifen und in der sicheren Handhabung.

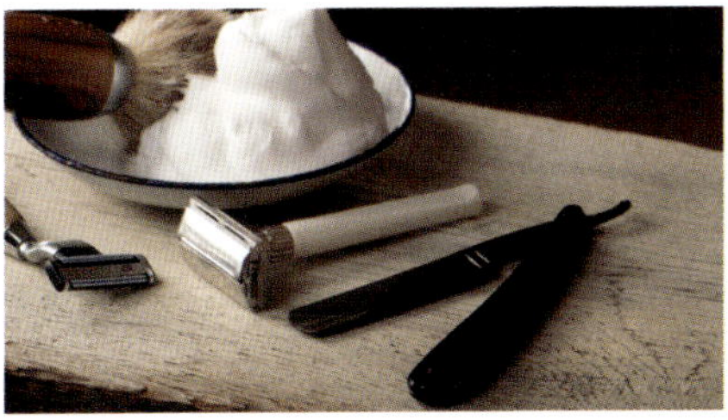

TRADITION VS. MODERE ?

Jede Rasierweise hat ihre Anhänger, da jede ihre Vor- und Nachteile hat. Die elektrische Rasur wird auf der trockenen Haut ausgeführt, ohne Verwendung von Rasierschaum oder -seife. Sie hinterlässt keinerlei Schnitte und verursacht nur sehr selten Rötungen (was Sie aber nicht daran hindern sollte, ein After Shave zu verwenden, um Ihre Haut gut zu pflegen).

Sich so zu rasieren geht schneller, ist aber auch weniger präzise als bei der mechanischen Rasur, die deutlich effizienter ist. Sie wird auf der feuchten Haut ausgeführt – Wasser weicht die Barthaare und die Haut ein, was das Rasieren schon beim dem ersten Durchgang erleichtert. Mit ihr lässt sich ein sauberes und nachhaltiges Ergebnis erzielen. Doch der direkte Kontakt der Klinge mit der Haut hat auch Nachteile. Die häufigsten Nebenwirkungen sind Schnittwunden, Rötungen der Haut, das Auftreten von Pickeln oder eingewachsenen Barthaaren. Allerdings gewöhnt sich die Haut nach einigen Wochen an diese Art der Rasur, und die Unannehmlichkeiten werden meist nach und nach geringer.

TIPPS ZUR VORBEUGUNG GEGEN NEBENWIRKUNGEN

Auch wenn einige Hauttypen empfindlicher sind als andere – es gibt einige einfache Handgriffe, die jeder anwenden kann, um das Auftreten unangenehmer Nebenerscheinungen zu vermindern.

Wann ist der richtige Moment für eine Rasur?

Es wird empfohlen, sich eher morgens zu rasieren und insbesondere vor dem Frühstück. Denn die u. a durch das Kauen angeregte Durchblutung kann das Risiko von Hautreizungen erhöhen.

Bei einer manuellen Rasur rasieren Sie sich nach dem Duschen, um das Haar und die Epidermis einzuweichen.

Eine elektrische Rasur sollte besser vor dem Duschen stattfinden, auf einem schön trockenen Gesicht. Das harte Barthaar wird so leichter in das Gitter gelangen, um beim ersten Durchgang gekürzt zu werden. Dazu können Sie einen leicht angefeuchteten Alaunstein auf dem Gesicht anwenden: Dessen adstringierende (entzündungshemmende, blutstillende) Wirkung hilft der Haut und richtet das Haar wieder auf.

Wie können Schnittwunden und Reizungen vermieden werden?

Wie oben ausgeführt, sollte man sich am besten nach dem Duschen rasieren. Wenn Ihr Bart zu lang ist, gehen Sie vorher mit

TIPPS VON JEAN

Ein Alaunstein ist ideal, um Hautrötungen zu lindern und Blutungen zu stoppen. Es gibt ihn auch in Stiftform (auch Blutstillstift genannt). Auch wenn die Schnitte meist nur oberflächlich sind, so kann die Wunde trotzdem recht stark bluten. Als Erstes sollten Sie Ihr Gesicht mit kaltem Wasser abspülen, dies schließt die Poren der Haut und die Blutgefäße. Trocknen Sie sich dann mit einem Kosmetiktuch ab, um zu verhindern, dass das Wasser die Blutung größer werden lässt. Nehmen Sie den Alaunstein, feuchten Sie ihn leicht an und wenden ihn mit kleinen kreisenden Bewegungen auf der Wunde an; Sie werden nun ein leichtes Kribbeln spüren. Der Alaunstein hat eine antiseptische, aber auch adstringierende Wirkung, wodurch die Blutung gestoppt und eine Infektion verhindert wird.

dem Bartschneider ohne Aufsatz über die zu rasierenden Bereiche – so müssen Sie weniger oft die Rasierklinge einsetzen.

Tragen Sie ein Rasieröl auf: Es formt eine Schutzbarriere zwischen dem Hydrolipidfilm und dem Rasierer und sorgt für ein optimales Gleitverhalten. Verwenden Sie zusätzlich eine Rasierseife oder -creme, die Sie mithilfe eines Pinsels in einer Schale zum Schäumen bringen.

Und zuletzt: Versuchen Sie, wirklich immer mit dem Strich zu rasieren, um so zu verhindern, dass der Rasierer hängen bleiben kann.

Wie lässt sich das Einwachsen von Barthaaren verhindern?

- Machen Sie mindestens einmal pro Woche ein Gesichtspeeling. Im Handel finden Sie Peelingprodukte speziell für das Gesicht, auch »Scrubs« oder »Exfoliant« genannt. Diese Produkte sorgen für eine porentiefe Reinigung der Haut und entfernen Unregelmäßigkeiten, die bei der Rasur hinderlich sein könnten.
- Versorgen Sie Ihre Haut regelmäßig mit Feuchtigkeit in Form von Cremes oder Balsamen, welche die Haut geschmeidiger machen.
- Rasieren Sie in Haarwuchsrichtung.
- Üben Sie nicht zuviel Druck mit dem Rasierer aus, und verwenden Sie besser Rasierer mit zwei Klingen als solche mit fünf. Nicht selten wird aus einem zu kurz abrasierten Haar ein eingewachsenes..
- Halten Sie sich an unsere Rasiertipps, und wechseln Sie regelmäßig die Klinge aus, damit diese scharf bleibt.

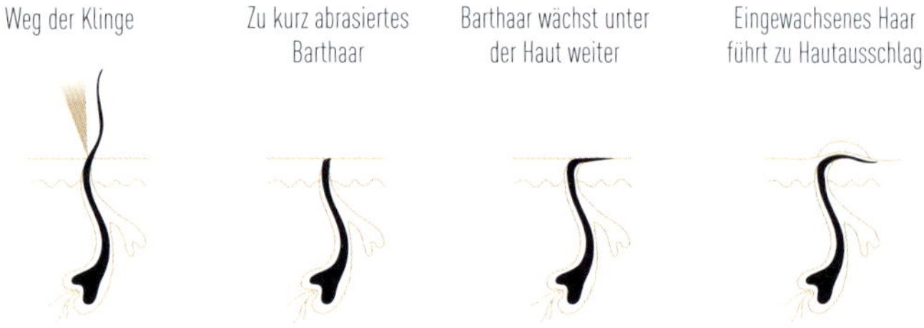

Entstehung eines eingewachsenen Haares

TRADITIONELLE RASUR WIE ANNO DAZUMAL

Vielleicht haben Sie mal beim Aufräumen der Sachen Ihres Großvaters ein seltsames scharfes Ding gefunden, das man aufklappen kann – dabei handelt es sich um ein Rasiermesser. Abgesehen davon, dass man sich damit sehr präzise rasieren kann und die Haut danach so zart ist wie ein Babypopo, ist eine solche Rasiermethode auch sehr preiswert. Denn verglichen mit dem regelmäßig notwendigen Kauf teurer Rasierklinken im Drogeriemarkt amortisiert sich die Anschaffung eines neuen Rasiermessers schon im ersten Jahr.

Sprechen wir also über die Utensilien, die Sie benötigen, um eine traditionelle Rasur wie anno dazumal zu Hause durchführen zu können.

Die Utensilien

Rasiermesser

Das echte Rasiermesser ist ein zeitlos nützliches Objekt, das auch zukünftigen Generationen hilfreich sein kann. Dieses althergebrachte Hilfsmittel, das noch heute überall auf der Welt benutzt wird, hat seine eigene Terminologie, wie Sie dieser Abbildung entnehmen können.

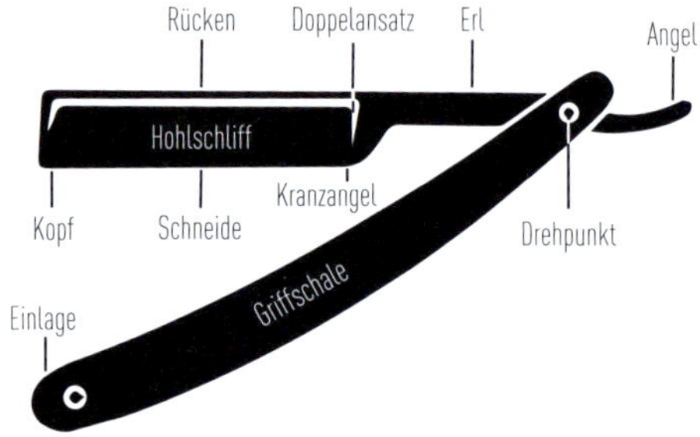

Bestandteile des Rasiermessers

Allein für die Klinge des Rasiermessers gibt es zahlreiche, hier im Folgenden aufgeführte Charakteristika.

Der Kopf: Die Spitze der Klinge kann verschiedene Formen haben – eher rund, eckig oder leicht nach innen gebogen. Mit der runden Spitze kann das gesamte Gesicht rasiert werden, daher ist es das bevorzugte Modell für Anfänger.
Die mit eckiger Spitze sind für die Rasur der schwer zugänglichen Bereiche oder für präzisere Linien geeignet, aber ihr gerader Winkel schneidet noch stärker.

Der Hohlschliff der Klinge ist von ebenso großer Bedeutung, da er sich auf das Gewicht auswirkt. Für den Anfang sollten Sie eine halbhohl geschliffene Klinge nehmen, die einen guten Kompromiss zwischen leichter Handhabung und Trägheit in der Gleitfähigkeit bietet.

Die Größe wird üblicherweise in 1/8 Zoll (1 Zoll = 2,54 cm) angegeben und bezieht sich auf die Breite der Klinge – die Größe beeinflusst natürlich auch das Gewicht. Die 5/8-Klinge ist die Geläufigste und ideal für Anfänger. Eine schmalere Klinge wie die 4/8 ist praktischer, wenn es um die Bartkonturen oder das Stutzen eines Schnurrbarts geht, aber auf ihr sammelt sich schneller Schaum an, was ein häufigeres Abspülen notwendig macht.

WAS TUN FÜR EINE SCHARFE KLINGE?

Ein echtes Rasiermesser muss stets schön scharf sein, um »mähend« über die Haut gleiten zu können, ohne dass Barthaare daran haften bleiben. Einige im Handel erhältliche Rasiermesser tragen den Hinweis »Shave Ready« – sind also sofort einsatzbereit, während andere erst für die Verwendung vorbereitet werden müssen. So oder so aber braucht Ihr Rasiermesser vor jedem Rasiereinsatz eine spezielle Pflege. Beim Schärfen unterscheidet man zwischen dem Schleifen – das darin besteht, das Rasiermesser an Schleifsteinen mit unterschiedlicher Körnung zu reiben, um die Schneide des Rasiermessers wiederherzustellen bzw. zu warten (muss einmal pro Jahr gemacht werden) – und dem Abziehen an einem Spezialleder, was den Grat erhält und eine regelmäßige Kante der beiden Klingenseiten wiederherstellt. Vor der ersten Benutzung sollten Sie ausreichend Geduld mitbringen und mit dem Abledern beginnen: 150 Bewegungen an der rauen Seite des Leders, auf dem Sie vorher eine dünne Schicht Schleifpaste für Rasiermesser angebracht haben, 150 Bewegungen an der glatten Seite des Leders, ohne Schleifpaste. Beim täglichen Gebrauch reichen 30 bis 40 Abledervorgänge, damit Ihr Rasiermesser weiterhin gut schneidet.

Unter einer Größe von 4/8 kommen Sie bereits in die Kategorie der Effiliermesser für das Haupthaar.

Stahl: Beim Rasiermesser kommen vor allem zwei Stahlarten zum Einsatz:

- Edelstahl ist ein harter und somit schwer zu schleifender Stahl, der aber lange scharf bleibt.
- Kohlenstoffstahl ist weicher und daher leichter zu schleifen, erfordert aber regelmäßige Pflege, um genügend scharf zu bleiben.

Man muss mit Ausgaben von etwa 100 bis 150 € rechnen.

Shavette

Bei den puristischsten Anhängern der traditionellen Rasur ist die Shavette verpönt. Man hält sie für weniger leistungsstark und dem von Menschenhand geschliffenen Rasiermesser für deutlich unterlegen. Dennoch ist die Shavette ein günstiges und schnelles Hilfsmittel für Einsteiger. Bei einem sehr vernünftigen Startbudget (zwischen 10 und 20 €) können Sie sich durch ihren Gebrauch mit der traditionellen Rasur vertraut machen und das Schnittrisiko erheblich mindern (die Klinge ragt nur 0,5 mm heraus). Denn die Shavette funtkioniert auf die gleiche Weise wie ein Rasiermesser – nur mit Wechselklingen (einem Rasierhobel in zwei Teilen); das erspart Ihnen dann praktischerweise das Abledern beim traditionell(er)en Rasiermesser.

Die meisten Barbiere verwenden die Shavette gern, da sie eine präzise Rasur ermöglicht und zudem äußerst hygienisch ist: Vor den Augen des Kunden wird die Klinge gewechselt, um ihm zu demonstrieren, dass auch wirklich eine neue zum Einsatz kommt.

Rasierpinsel

Dieser kleine Pinsel mit dem dichten Kopf ist unerlässlich für eine gute Rasiervorbereitung. Mit seiner Hilfe kann ein cremiger Rasierschaum hergestellt und gleichmäßig auf das Gesicht aufgetragen werden, wodurch sich die Barthaare vor der Rasur aufrichten.

Die besten Modelle sind jene aus echtem Dachshaar. Diese Naturhaare nehmen das Wasser gut auf und sorgen für genügend Schaum. Alternativ dazu gibt es aber auch brauchbare Rasierpinsel aus Synthetikhaar.

Um die Lebensdauer Ihres Rasierpinsels zu verlängern, sollten Sie ein paar Euro in einen geeigneten Halter investieren. Wenn der Pinsel mit dem Kopf nach unten aufbewahrt wird, trocknet er auf natürliche Weise, was eine Schimmelbildung und Kalkablagerung verhindern hilft.

Bartseife

Die Bartseife in der Rasierschale eignet sich ideal für eine schöne weiche Rasur.

Ein guter Schaum stellt das Barthaar auf und stellt optimales Gleiten der Klinge sicher. Sie können aber auch genauso gut eine Rasiercreme benutzen: Diese ist ihrerseits leicht aufzuschäumen und bildet eine dicke Schicht. Einziger Nachteil: Sie hat eine viel geringere Lebensdauer als eine Rasierseife.

Alaunstein

Der natürliche Alaunstein beruhigt Rasurbrand und stoppt die Blutungen kleinerer Schnittwunden. Bei minimalen Verletzungen können Sie aber auch einen Blutstillstift benutzen.

Vorbereitung

Eine richtige Vorbereitung auf die Rasur ist genauso wichtig wie die Rasur selbst. Befolgen Sie daher die hier aufgeführten Tipps, um sich in aller Ruhe rasieren und dabei ein fast perfektes Ergebnis erzielen zu können.

1. Reinigen Sie Ihr Gesicht, um es von Verunreinigungen und von Talg zu befreien. Sie können auch ein Peeling durchführen, was die Effizienz der Rasur noch weiter steigert.
2. Tauchen Sie den Rasierpinsel in lauwarmes Wasser, und befeuchten Sie Ihr Gesicht, um die Poren zu weiten und die Barthaare einzuweichen.
3. Führen Sie einige kreisförmige Bewegungen mit dem Pinsel auf der Bartseife aus, um diese anzufeuchten. Durch eine Bewegung von oben nach unten stellen Sie nun einen schön dicken Schaum her.
4. Verteilen Sie den Schaum großzügig mit geraden Bewegungen gegen den Strich auf den zu rasierenden Bereichen. So wird auch die Wurzel erreicht und das Haar eingeweicht.
5. Sie können auch im Vorfeld ein Rasieröl auftragen, damit die Klinge besser gleitet.

Rasur

Bevor Sie den Rasierer in die Hand nehmen, sollten Sie sich ins Gedächtnis rufen, dass es sich um einen scharfen Gegenstand handelt, der mit Vorsicht gehandhabt werden muss! Hier einige Empfehlungen, um Unfälle zu vermeiden:

★ Stellen Sie ein ruhiges Umfeld sicher. Das Rasieren ist ein Moment der Entspannung, der Konzentration erfordert. Vermeiden Sie zum Beispiel, während dieses Rituals auf Ihre Kinder aufpassen zu müssen oder es auf den letzten Drücker zu tun, wenn Sie morgens immer spät dran sind …

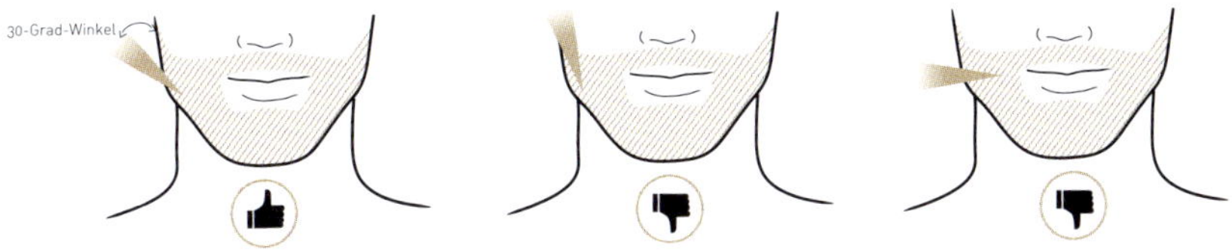

Winkel der Klinge

- Machen Sie nie ruckartige Bewegungen. Wenn der Rasierer an einem Barthaar oder einer Kerbe blockiert, insistieren Sie nicht, sondern ziehen Sie ihn langsam zurück.
- Denken Sie zudem daran, dass eine Klinge in Bewegung weniger gefährlich ist als eine unbewegliche Klinge. Wenn es keinen Grund gibt, zu unterbrechen, fahren Sie mit einer langsamen, kontinuierlichen Gleitbewegung fort. Wenn Sie stoppen, wird das Risiko, sich zu schneiden, größer.
- Üben Sie keinen Druck auf die Klinge aus, und lassen Sie diese nicht in Längsrichtung gleiten wie ein Messer, da Sie sich so einen tiefen, schmerzhaften Schnitt zufügen könnten.
- Bevor Sie mit dieser traditionellen Rasiermethode beginnen, zögern Sie nicht, einen Barbier aufzusuchen, um sich den Vorgang zeigen zu lassen.

Nun also ist der lang ersehnte Moment der Rasur gekommen. Schauen Sie sich vorher, bei trockener Haut, die Wuchsrichtung Ihrer Barthaare an, und definieren Sie die am dichtesten behaarten Bereiche. Dann geht es endlich los ...

1. Nehmen Sie Ihr Rasiermesser in die Hand, mit der Griffschale nach oben zeigend, den Ringfinger auf der Angel, Zeige- und Mittelfinger auf Erl und senkrechter Schneide.
2. Achten Sie auf den Winkel, in dem die Klinge zu Ihrem Gesicht steht. Für ein optimales Ergebnis muss dieser 30 Grad betragen. Wenn die Klinge dicht an der Haut anliegt, ist das Risiko, das Barthaar nicht zu erwischen, größer, und wenn Sie die Klinge senkrecht aufsetzen, können Sie sich leicht schneiden.
3. Beginnen Sie Ihre Rasur an den Wangen, in Haarwuchsrichtung, das heißt leicht schräg, von der oberen Partie des Gesichts in Richtung Hals. Es ist wichtig, die Gesichtshaut zu spannen: einerseits, um eventuelle Falten zu glätten, die zu Schnitten führen könnten, und anderseits, um das Barthaar aufzurichten.
4. Fahren Sie nach der gleichen Vorgehensweise am Hals fort, stets mit gespannter Haut, in Haarwuchsrichtung, für gewöhnlich von unten nach oben und somit an der Basis des Halses beginnend bis zur Mitte. Dann

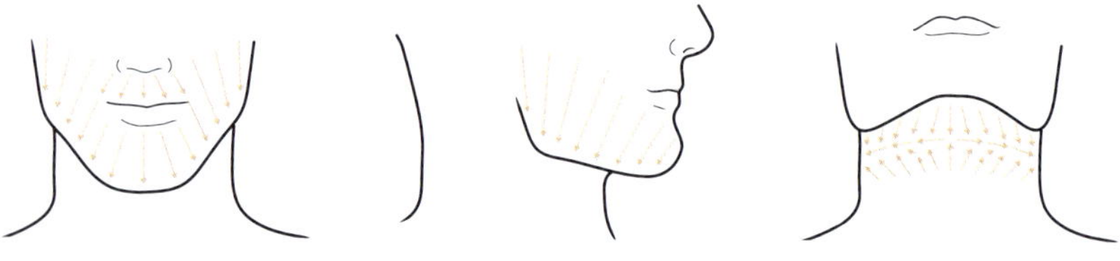

Haarwuchsrichtung

geht es weiter von oben nach unten, vom Kinn bis zur Halsmitte.

5. Bei Kinn und Schnurrbart rasieren Sie von einer Seite zur anderen, von links nach rechts, wenn Sie Rechtshänder sind, und umgekehrt, wenn Sie Linkshänder sind.

Gehen Sie bei den anderen zu rasierenden Partien auf die gleiche Weise vor. Seien Sie vorsichtig an strategischen Stellen wie Mundwinkel, Grübchen, Schnurrbart, Kinn und Adamsapfel.

Wenn danach noch ein weiterer Durchgang notwendig ist, spülen Sie sich das Gesicht ab, tragen erneut Rasierschaum auf und rasieren sich mit dem Strich.

Aftershave

Die Klinge kürzt die Barthaare im Gesicht, setzt aber auch der obersten Schicht der Epidermis zu. Das schädigt den bereits erwähnten Hydrolipidfilm, der die Haut vor dem Austrocknen und vor dem Eindringen von Bakterien schützt; auf diese Weise können Hautreizungen und Mikroschnitte auftreten.

Spülen Sie Ihr Gesicht deshalb mit kaltem Wasser ab, oder legen Sie ein feuchtes, kühles Handtuch auf. Bei kleinen Einschnitten, Blutungen oder großflächigeren Rötungen wenden Sie einen leicht angefeuchteten Alaunstein an. Tragen Sie anschließend ein After-Shave-Balsam ohne Alkohol auf. Verwenden Sie dafür warmes Wasser, oder legen Sie ein kleines, mit lauwarmem Wasser befeuchtetes Tuch auf Ihr Gesicht wie beim Barbier.

Manche schwören auch auf Puder (Talg) anstelle des (oder in Ergänzung zum) After-Shave-Balsam, weil das die Haut gut trocknet und weicher macht. Talg kann aber auch die Poren verstopfen.

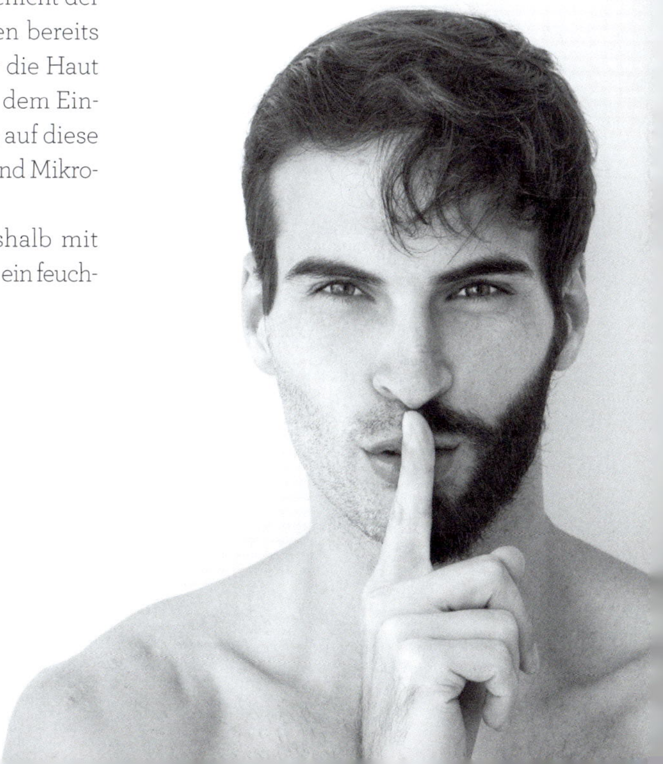

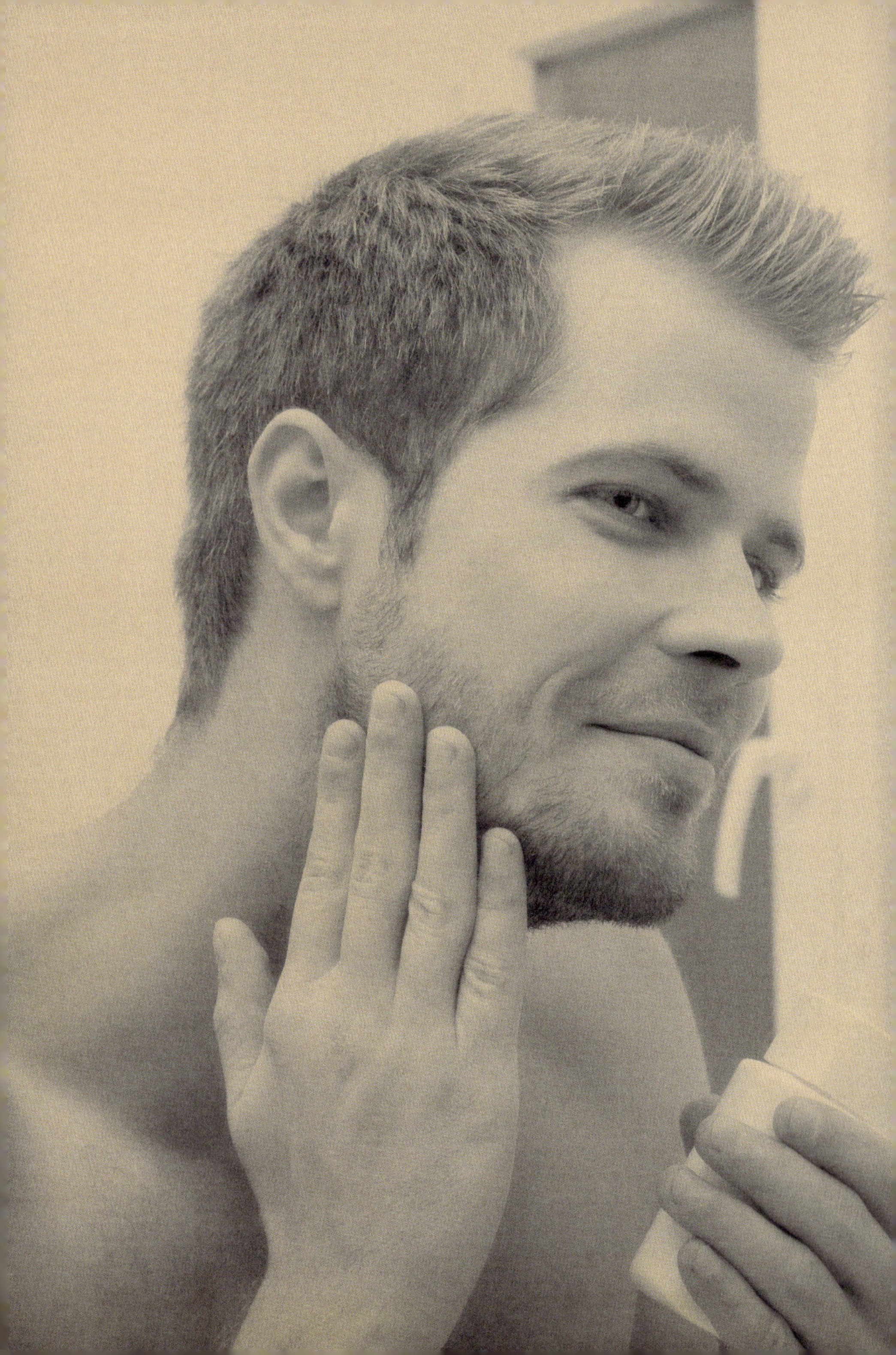

6

BART- UND HAUT-PFLEGE

Das Barthaar ist empfindlich. Um sein Gleichgewicht zu erhalten, ist einiges zu tun, was ihm tagtäglich Strapazierfähigkeit, Brillanz und Geschmeidigkeit verleiht. Wie auch die Kopfhaare muss ein Bart gewaschen, gebürstet und mit ausreichend Feuchtigkeit versorgt werden.

Einen hübschen Bart zu haben ist schön und gut, aber wenn Sie sich nicht um das kümmern, was ihn umgibt, werden all Ihre Bemühungen umsonst sein. Die Gesichtshaut ist sensibel und braucht eine sehr spezielle Pflege.

BART WASCHEN

Im Lauf des Tages sammeln sich in Ihrem Bart Bakterien. Beim Begrüßungsküsschen, bei Mahlzeiten im Restaurant, bei vielen anderen alltäglichen Gelegenheiten. Es ist also wichtig, ihn zu reinigen, damit er gesund und seidenweich bleibt.

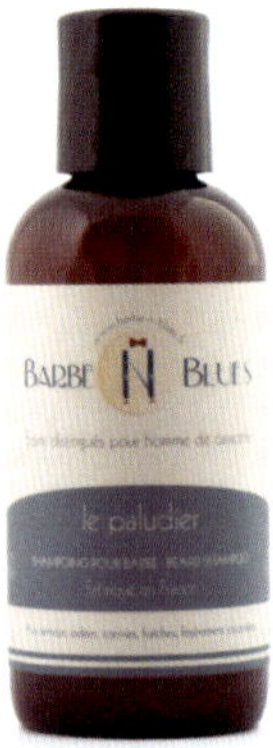

Die Wahl des Shampoos

Die meisten der bei den großen Ketten erhältlichen Shampoos enthalten Reinigungsmittel (Detergens), Schaumbildner, Konservierungsstoffe und Zusatzstoffe. Diese Kombination aus chemischen Inhaltsstoffen ist notwendig zur Reinigung der Kopfhaut und um den überschüssigen Talg zu entfernen. Aber diese Zusammensetzung hat sich als zu scheuernd für Bart und Gesichtshaut herausgestellt. Geben Sie daher einem speziellen Bartshampoo mit natürlichen Inhaltsstoffen den Vorzug – einige davon sind sogar mit dem Bio-Label ausgezeichnet. Und vergessen Sie in diesem Zusammenhang auch nicht, dass »der Bart unter der Nase ist« – wählen Sie also einen Duft aus, der Ihnen zusagt. Natürlich können Sie ebenso eine Seife nehmen, die für Gesicht und Bart gleichermaßen zu verwenden ist. Wichtig ist auch hier, dass Sie sich die Zusammensetzung der Produkte genauestens anschauen und solche mit Sulfaten, Silikonen und Parabenen vermeiden.

SCHON GEWUSST?

Wenn Sie ein Shampoo auf der Basis von natürlichen Inhaltsstoffen benutzen, kann es sein, dass dieses nicht sehr stark schäumt, was darauf zurückzuführen ist, dass es keine Schaumbildner enthält. Letztere brennen ohnehin gern in den Augen, und die Reinigung erfolgt ohne sie genauso gut.

Der Waschvorgang

1. Bart und Gesicht mit lauwarmem Wasser anfeuchten.
2. Shampoo auf den gesamten Bart auftragen.
3. Mit kreisenden Bewegungen einmassieren und darauf achten, auch die unter dem Bart liegende Gesichtshaut zu erreichen.
4. Einige Minuten einwirken lassen und dann mit reichlich lauwarmem Wasser abspülen.
5. Wenn sich Ihr Bart kräuselt, Ihre Haut oder Ihre Haare fettig sind, probieren Sie, sich mit kälterem Wasser zu waschen. Zu heißes Wasser würde die Haut angreifen und die Barthaare anfällig machen.
6. Bart mithilfe eines Handtuchs trocken tupfen oder eventuell mit einem Haarföhn trocknen (Föhn in ausreichender Entfernung halten).
7. Wiederholen Sie den Vorgang im Durchschnitt dreimal pro Woche.

GESICHT REINIGEN

Es wird empfohlen, sein Gesicht morgens und abends zu reinigen, um die Haut von Verunreinigungen wie Talg und Verschmutzungen aus der Luft zu befreien. Sie können dafür eine spezielle Bart- und Gesichtsseife verwenden, wenn Sie zwei Fliegen mit einer Klappe schlagen wollen. Ergänzend dazu ist es wichtig, mindestens einmal pro Woche ein Peeling zu machen.

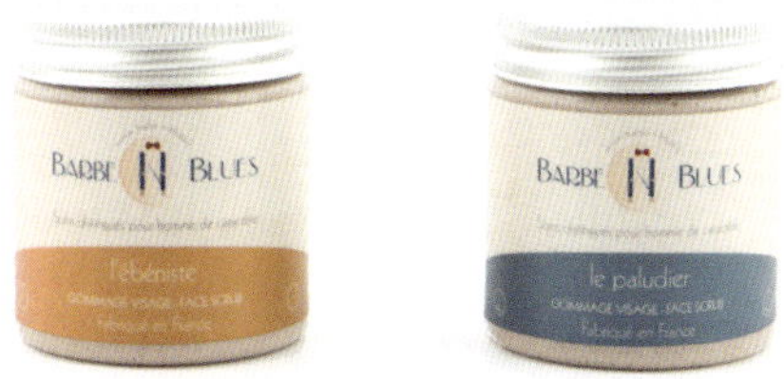

Was ist ein Peeling?

Ein Peeling besteht aus einem Reinigungsgel mit scheuernden Körnchen, die abreibend wirken zur Glättung der Haut. Diese wöchentliche, von den Herren oftmals vernachlässigte Pflege birgt einige echte Vorteile:

- Es reinigt die Haut porentief und entfernt Unreinheiten.
- Wenn es auf den Bart aufgetragen wird, entfernt es abgestorbene Haut, die sich unter den Barthaaren sammelt und Ursache für Juckreiz sein könnte.
- Auf den rasierten Bereichen des Gesichts verhindert es eingewachsene Haare und Pickelbildung.

Verwenden Sie dafür sogenannte »exfolierende« Gels, »Peelings« oder »Scrubs«. Achten Sie darauf, dass diese mit dem Hinweis »Speziell für das Gesicht« versehen sind, da Peelings für den Körper eine zu stark scheuernde Wirkung haben.

BART FRISIEREN

Für einen schön gleichmäßigen Bart muss dieser jeden Tag gekämmt werden. Doch das Barthaar ist sehr empfindlich gegenüber statischer Elektrizität und kann sich somit leicht aufstellen. Um einen buschigen Bart zu vermeiden, sollten Sie sich mit dem geeigneten Hilfsmittel ausstatten. Vergessen Sie Kunststoffkämme, und bevorzugen Sie stattdessen solche aus echtem Horn oder noch besser eine Bartbürste mit Naturborsten. Die besten sind die aus Wildschweinborsten, da ihre Borsten besonders fest sind und zudem gleich mehrere Vorteile haben:

- Sie entwirren, glätten und plätten den Bart für ein sauberes Ergebnis.
- Sie entfernen abgestorbene Haut und befreien so die Haut von Verunreinigungen.
- Die Wirkung der Bürste auf die Haut stimuliert die Talgproduktion, um ein Austrocknen der Haut zu verhindern.

Sie sollten auch wissen, dass regelmäßiges Bürsten des Bartes den Bartwuchs beschleunigt, indem das Haar an seiner Wurzel stimuliert wird.

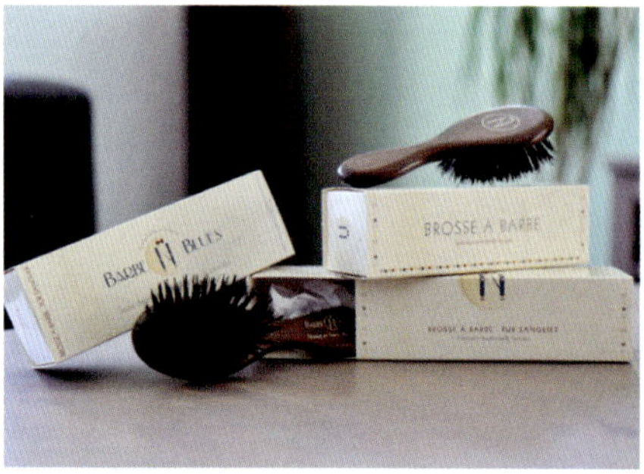

Im Alltag

1. Bürsten Sie Ihren Bart nur im trockenen Zustand, da beim Bürsten eines noch feuchten Bartes das Haar brechen könnte.
2. Kämmen Sie stets in Haarwuchsrichtung und möglichst großflächig.
3. Massieren Sie Ihre Gesichtshaut mehr oder wenig fest – je nach gewünschtem Effekt.
4. Tragen Sie stets einen kleinen Bartkamm mit sich, um damit Ihren Bart im Lauf des Tages immer mal wieder neu frisieren zu können.

BART GLÄTTEN

Am besten glätten Sie einen Bart, indem Sie ihn wie die Kopfhaare in Form föhnen.

1. Waschen Sie Ihren Bart mit einem Bartshampoo. Spülen Sie ihn dann mit kaltem Wasser ab, was zur Folge hat, dass sich die Haarschuppen schließen und das Haar so schützen.
2. Der Bart muss noch feucht sein, wenn Sie ihn föhnen. Tupfen Sie ihn also nur mit einem Handtuch ab. Alternativ dazu können Sie vorab auch Bartöl auftragen.
3. Besorgen Sie sich eine Bürste aus Wildschweinborsten, idealerweise eine Rundbürste.
4. Nehmen Sie einen Föhn zur Hand und stellen ihn auf die niedrigste Stufe ein.
5. Beginnen Sie mit dem Bürsten Ihres Bartes in Bartwuchsrichtung. Positionieren Sie den Föhn senkrecht zur Bürste, und halten Sie dabei ausreichend Abstand zum Haar. Achten Sie zudem darauf, mit dem Föhn nicht zu dicht an Ihr Gesicht zu kommen!
6. Führen Sie die Bürste nach unten, und föhnen Sie dabei weiter. Anschließend geht die Bewegung in die umgekehrte Richtung, um die Wurzel zu heben und die Unterseite des Bartes zu trocknen.
7. Wiederholen Sie diesen Vorgang zwei- bis dreimal pro Bereich.
8. Zum Abschluss tragen Sie Bartöl auf, um Ihre Barthaare nach dem Föhnen mit Feuchtigkeit zu versorgen.
9. Um Ihrem Bart nicht zu schaden, empfehle ich, ihn nicht zu oft zu glätten. Einmal pro Woche ist in jedem Fall als genug.

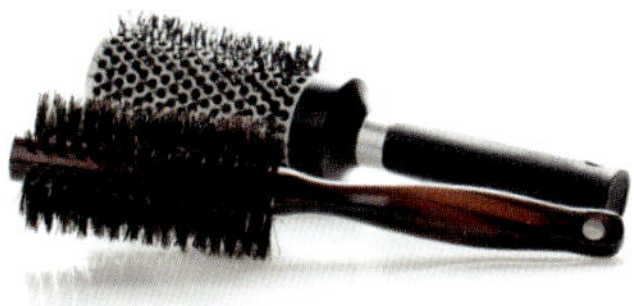

TIPPS VON JEAN

Ein Bartbalsam, dessen Konsistenz dicker ist als die eines Öls, macht Ihren Bart noch gleichmäßiger und versorgt ihn mit Feuchtigkeit.

BART PFLEGEN

Ihr Barthaar braucht Nährstoffe, die es widerstandsfähig, weich und geschmeidig machen. Dafür können Sie Bartöle aus ätherischen oder pflanzlichen Ölen mit nährenden, schützenden und weich machenden Eigenschaften verwenden. Im Handel sind sehr hochwertige Bartöle mit angenehmem Duft erhältlich. Sie können sich aber auch einen Bartbalsam zulegen, der zusätzlich zu seiner pflegenden Wirkung auch störrische Haare zähmt sowie Ihren Bart gleichmäßiger und leichter kämmbar macht.

1. Geben Sie einige Tropfen Öl oder eine nussgroße Menge Balsam in Ihre Handfläche.
2. Reiben Sie kurz Ihre Hände aneinander, um das Produkt zu verteilen und leicht zu erwärmen.
3. Tragen Sie es nun auf den gesamten Bart auf, und massieren Sie es mit kreisenden Bewegungen ein.
4. Achten Sie darauf, dass Ihre Finger auch die Haut unterhalb des Bartes erreichen.

Wenn gewünscht, können Sie auch auf Ihren Hals Öl oder Balsam auftragen, um die von Rasurbrand angegriffene Haut zu regenerieren.

Pflegen Sie Ihren Bart täglich für ein optimales Ergebnis.

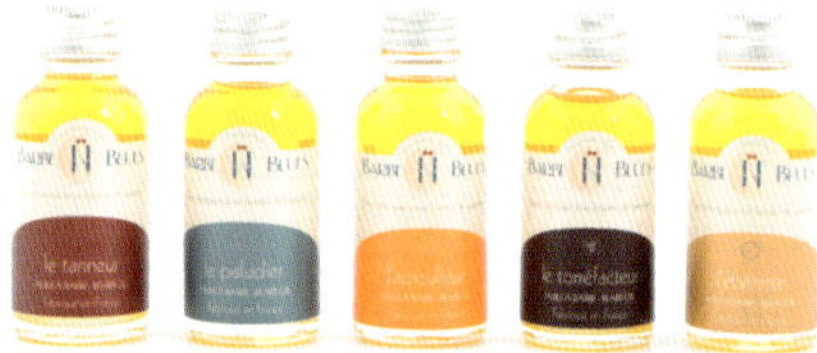

TIPPS VON JEAN

Verwenden Sie Öl oder Balsam bevorzugt nach dem Trimmen Ihres Bartes, nach dem Waschen oder dem Duschen. Denn die Hitze der Dusche hat die Haarschuppen geöffnet, wodurch sie porentief mit Feuchtigkeit versorgt werden können. Sie können auch eine Bürste zum Verteilen des Öls auf dem gesamten Bart verwenden.

FEUCHTIGKEITSPFLEGE

Viele Männer neigen dazu, sich nicht um die Pflege ihrer Haut zu kümmern – obwohl Rasieren oder Trimmen mit dem Bartschneider, Kälte wie Sonneneinstrahlung Faktoren sind, die die Epidermis angreifen und Rötungen oder Austrocknen verursachen können. Noch dazu bringt die Verwendung von kalkhaltigem Wasser oft Hauptspannungen mit sich.

Um dem entgegen zu wirken, muss die Haut täglich mit Feuchtigkeit versorgt werden. Bevorzugt dann, wenn sie gereinigt wurde und leicht feucht ist, nach dem Duschen oder Rasieren zum Beispiel. Die so geweiteten Hautporen können dann maximale Feuchtigkeit aufnehmen.

Wenn Sie einen kurzen Bart haben, vom Typ Dreitagebart, können Sie einen Balsam oder eine Feuchtigkeitscreme für das gesamte Gesicht verwenden. Achten Sie dennoch darauf, die Creme gut in die Gesichtshaut einzumassieren, damit diese eindringen kann und Cremerückstände im Bart vermieden werden.

Wenn Sie einen Vollbart haben, greifen Sie besser zu einem Bartöl, und achten Sie darauf, dass es in die vom Barthaar verdeckte Gesichtshaut eindringen kann. Für die nicht verdeckten Bereiche des Gesichtes können Sie eine Creme verwenden: Stirn, Wangen, Nase und vor allem Hals; Letzterer ist besonders empfindlich und angegriffen von der Rasur.

Wenn Sie sensible Haut haben, sollten Sie feuchtigkeitspflegende oder After-Shave-Produkte in Form von Creme oder Balsam verwenden und die oft alkoholhaltigen Gels und Lotionen vermeiden. Zwar wird Alkohol in vielen Produkten für Männer aufgrund seiner antiseptischen Wirkung, seines Frische-Effekts und seiner adstringierenden Eigenschaften gern verwendet; er ist aber von Natur aus austrocknend und reizend und kann auf diese Weise Kribbeln, Dermatitis und Rötungen auslösen.

Falls Sie empfindlich auf die chemischen Bestandteile reagieren, gibt es inzwischen auch zahlreiche natürliche Produkte. Diese bestehen aus pflanzlichen Ölen oder Fetten, die schon seit Langem für ihre beruhigenden, antiseptischen, pflegenden und regenerativen Eigenschaften bekannt sind. Die am häufigsten verwendeten Rohstoffe sind Karitébutter, Bienenwachs oder Aloe Vera.

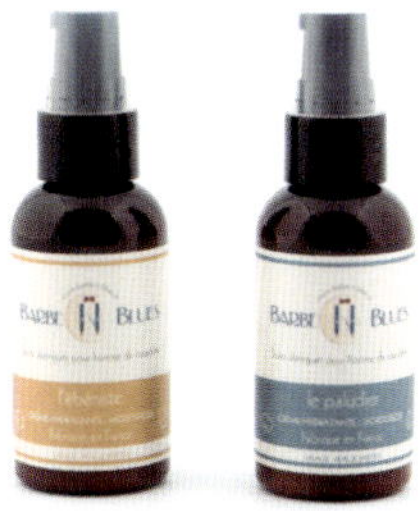

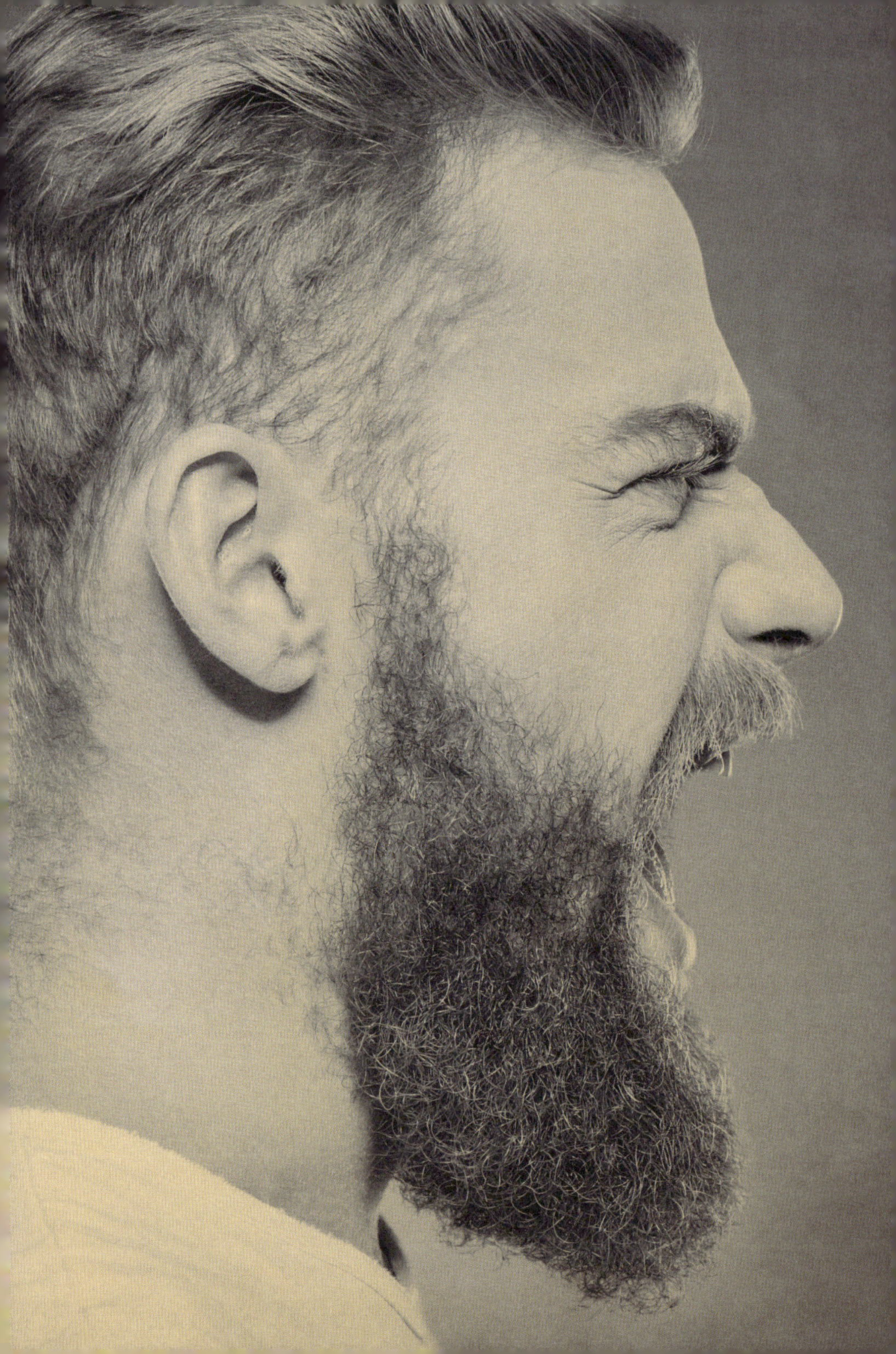

7

HILFE!

Es ist angenehm, einen schönen, gepflegten Bart zu haben. Doch leider kann er uns gelegentlich auch einige Unannehmlichkeiten bereiten. Aber keine Panik, in diesem Kapitel schlagen wir Ihnen einige Lösungen für die größten Sorgen vor.

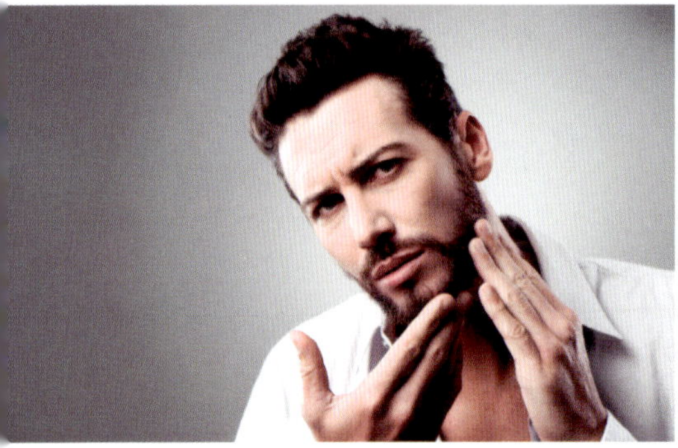

MEIN BART JUCKT

Viele Männer, die sich einen Bart wachsen lassen, klagen über Juckreiz. Ursachen dafür gibt es viele – sehen wir uns mal einige davon an.

Sie haben gerade damit begonnen, sich einen Bart wachsen zu lassen? Sie müssen wissen, dass es völlig normal ist, einen Juckreiz zu verspüren. Die ersten Barthaare sind eher fest, und das Haar, das sich zu beugen beginnt, reibt an der Gesichtshaut, was zu Kribbeln führt. In der Regel dauert es aber nur wenige Tage, bis das vorüber ist.

Sie haben bereits einen Vollbart? Denken Sie daran, Ihr Gesicht mithilfe einer Bürste von abgestorbenen Hautzellen zu befreien, es zu reinigen und insbesondere mit Feuchtigkeit zu versorgen (siehe dazu auch die Tipps aus Kapitel 6, Bart- und Hautpflege, Seite 76 f.).

Der Juckreiz hält trotzdem noch an? Vielleicht benutzen Sie eines oder mehrere Pflegeprodukte, die Ihr Gesicht nicht verträgt. Sie sollten Ihre Pflegeprodukte wechseln, um das zu finden, was am besten für Ihre Epidermis geeignet ist. Geben Sie dabei sanften Produkte ohne Alkohol den Vorzug.

Wenn Sie dann immer noch einen Juckreiz oder Rötungen bemerken, sollten Sie einen Hautarzt aufsuchen.

MEIN BART IST HART

Es gibt so viele Arten von Bärten wie Haare. Manche haben mehr, andere weniger dicke Kopfhaare, und das Gleiche gilt auch für den Bart.

Sie beginnen gerade, Ihren Bart wachsen zu lassen? Das ist ganz normal, denn auch wenn jeder Bart anders ist, so ist das kurze Barthaar, etwa bei einem Dreitagebart, doch jeweils fester. Versuchen Sie, die Barthaare noch etwas wachsen zu lassen, damit sie weicher werden.

Sie haben bereits einen langen Bart? Achten Sie darauf, ihn regelmäßig zu bürsten und mit Feuchtigkeit durch ein Bartöl zu versorgen. Denken Sie auch an einen Bartbalsam, der besonders für störrische Haare geeignet ist. Der Balsam macht den Bart durch seine dickflüssige Konsistenz schön gleichmäßig und versorgt ihn mit Feuchtigkeit.

MEIN BART IST UNGLEICHMÄSSIG ODER DÜNN

Wir sind alle verschieden, was unseren Haarwuchs angeht. Hormone oder auch die Genetik beeinflussen die Verteilung unserer Behaarung. Wenn Ihr Bart an einigen Stellen dünn oder unregelmäßig ist, stellen Sie sich die folgenden Fragen.
Wenden Sie die richtige Trimmtechnik an? Trimmen Sie Ihren Bart besser kürzer, um die mangelnde Behaarung auszugleichen und dichtere Bereiche zu reduzieren.
Sind Sie sicher mit Ihrer Bartwahl? Wenn Ihr Bart dünn oder unregelmäßig ist, müssen Sie sich anpassen. Lassen Sie ihn rund um den dünnen Bereich mehr wachsen und kämmen alle Haare so, dass sie gleichmäßig erscheinen. Spielen Sie mit den verschiedenen Bartfrisuren, um zu erkennen, was Ihrem natürlichen Bartwuchs steht. Probieren Sie verschiedene Längen und Frisuren aus und fragen Sie ruhig auch Ihr Umfeld um Rat, oder lassen Sie sich von einem Barbier beraten.

Der beste Rat, den wir Ihnen geben können, lautet, Ihre weniger oder unbehaarten Stellen anzunehmen. Bei allen Versuchen, einen Makel zu verbergen, heben Sie ihn am Ende noch stärker hervor. Stattdessen können Sie den Blick auf bestimmte Details des Bartverlaufs oder auf einen hübschen Schnurrbart lenken und so kleine Schönheitsfehler in Vergessenheit geraten lassen.

MEIN BART IST TROCKEN

Ihr Bart ist trocken wie Stroh? Dann braucht er mit Sicherheit Feuchtigkeit. Versuchen Sie für den Anfang, Ihren Bart seltener zu waschen, da dies den für die natürliche Hydratisierung Ihrer Haare notwendigen Talg entzieht. Wenn Sie regelmäßig einen Föhn verwenden, halten Sie diesen ausreichend weit weg, und reduzieren Sie die Temperatur. Wenden Sie in jedem Fall ein Bartöl oder einen Bartbalsam an.
Sie sind im Urlaub? Im Sommer treten oft Veränderungen auf, erst recht, wenn Sonne, Meer und Swimming Pool angesagt sind. Eine längere Sonnenexposition schädigt die Barthaare, indem sie diese austrocknen lässt und depigmentiert. Chlor und Salz aus dem Wasser trocknen das Haar ebenfalls aus und entfernen den Talg, mit dem die Haare bedeckt sind.

Zum Schutz vor UV-Strahlen müssen Sie schlicht und einfach Ihr übliches Sonnenschutzöl oder -spray auf die behaarten Bereiche auftragen. Ich empfehle Ihnen zudem, einen Sonnenhut zu tragen und sich zwischen Mittag und 16 Uhr nicht zu lange in der Sonne aufzuhalten, da dies eine schädliche Auswirkung auf Ihre Epidermis hat.

KLEINE REISEAPOTHEKE FÜR BARTTRÄGER IM URLAUB

Sonenschutzöl oder -spray
Hübscher Sonnenhut
Bartshampoo
Bartöl oder -balsam
Kleine Bartbürstee

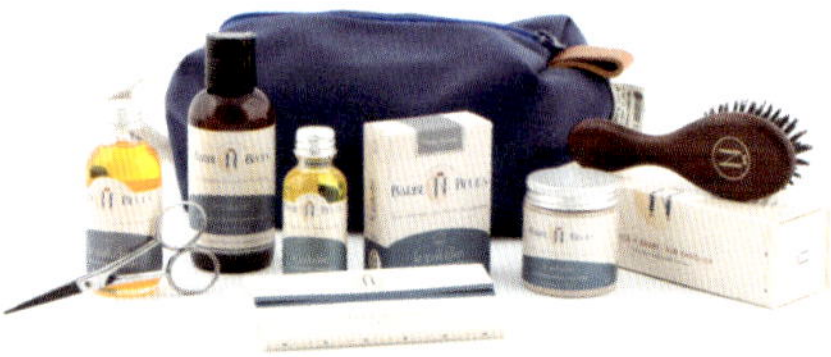

Wenn Sie gern mit dem Kopf ins Wasser eintauchen, müssen Sie Ihren Bart vor dem Chlor und Salz schützem.

Zunächst einmal, vor dem Baden:

- Sonnenöl auftragen, es bildet ein Schutzschild rund um das Haar.
- Oder benetzen Sie Ihren Bart mit klarem Wasser, zum Beispiel unter der Dusche. Das auf diese Weise mit Wasser getränkte Haar wird weniger Chlor oder Salz aufnehmen.

Nach dem Baden:

- Spülen Sie Bart, Kopfhaare und Gesicht mehrere Minuten lang mit ausreichend Wasser ab.
- Waschen Sie Ihren Bart am Ende des Tages, und versorgen Sie ihn mit ausreichend Feuchtigkeit durch die Verwendung eines geeigneten Öls.
- Bürsten Sie ihn abschließend für einen unwiderstehlichen Look zum abendlichen Ausgehen!

MEIN BART FÄRBT SICH ROT ODER WEISS

Sie haben einen roten Bart? Viele Männer, deren natürliche Haarfarbe braun ist, entdecken in ihrem Bart Haare sozusagen in flagranti beim Rotwerden. Was steckt dahinter?

Das Szenario ist oft das Gleiche: Ihr Bart wächst, und sobald er eine bestimmte Länge erreicht, erscheinen rote Reflexe. Diese werden zunächst im Sonnenlicht sichtbar, und mit der Zeit kommt der Kupferfarbton immer mehr ans Tageslicht, besonders an den Koteletten.

Um dieses Phänomen zu verstehen, haben sich Forscher mit unserer DNA beschäftigt, vor allem mit einem am Chromosom 16 vorkommenden Gen. Wenn es dieses Gen zweimal gibt, sind Sie rothaarig, wenn es nur einmal vorkommt, haben Sie das Glück, rote Haare auf Ihrem Körper wachsen zu sehen, und ohne dieses Gen werden kaum kupferfarbene Haare bei Ihnen sprießen, weder am Bart noch am Haupthaar.

Allerdings lässt sich auch nicht alles mit Genetik erklären – so kann die Farbe Ihres

Bartes auch noch von anderen Faktoren wie Sonnenexposition und Selbstbräunungscremes beeinflusst werden.

Sie haben einen weißen Bart? Weiße Haare im Bart können in jedem Alter auftreten – nicht selten erscheinen die ersten schon, wenn der Bartträger um die 30 ist. Dieser Prozess ist also ganz natürlich und wird früher oder später alle einholen. Es gibt allerdings auch noch weitere Faktoren wie Stress, Vererbung und Eisenmangel, die für das frühzeitige Auftreten von weißen Haaren verantwortlich sein können. Anfangs können Sie diese noch leicht entfernen, aber mit der Zeit wird es dann immer schwieriger, die weißen Haare zu kaschieren.

Welche Lösungen gibt es? Sie können Ihren Bart färben. Wählen Sie eine Farbe, die natürlich wirkt, und denken Sie auch daran, die Wurzeln nachzufärben. Denn wie Sie bemerkt haben werden, wächst ein Bart relativ schnell. Colorationen für das Haupthaar sollten Sie dabei unbedingt vermeiden, denn das Barthaar ist dicker und trockener und somit schwieriger zu färben. Verwenden Sie nur spezielle Bart-Färbemittel, deren Farbe das Barthaar besser annimmt und das Gesicht schont.

Am besten wäre es aber wohl, das neue Weiß Ihres Bartes so zu akzeptieren, wie es ist. Und so lange das Weiß noch kein Weiß, sondern eher grau ist: Meiner Erfahrung nach sind viele Menschen absolute Fans des Grau-Looks ...

MEIN BARTSCHNITT IST MISSLUNGEN

Uns allen ist schon einmal eine falsche Bewegung mit dem Barttrimmer oder dem Rasierer passiert, was zu einem unregelmäßigen Bartdesign führt.

Ein schöner Bart ist zunächst mal ein schön symmetrischer Bart. Dieses Gleichgewicht erhält man, indem man mit Form und Länge experimentiert. Darum:

- Versuchen Sie, den Schnitt Ihres Bartes anzugleichen, indem Sie die kürzeren und längeren Bereiche wechseln und den Aufsatz des Barttrimmers anpassen.
- Nutzen Sie die Gelegenheit, und probieren Sie dabei auch gleich einen neuen Style aus.
- Spielen Sie mit den Linien, und wandeln Sie zum Beispiel eine missglückte Gerade in eine leichte Kurve um.
- Und als letzter Ausweg: raspelkurz scheren oder alles abrasieren. Mit etwas Geduld können Sie Ihr Glück in wenigen Tagen erneut versuchen.

ADRESSEN

Frauen gehen zum Friseur, Männer zum Barbier (neudeutsch: Barber). Offensichtlichster Ausdruck dieses Trends ist die stetige Zahl neuer Barbershops. Gab es beispielsweise 2015 in Deutschland etwa 250 solcher Läden für den anspruchsvollen Bartträger, so hatte sich diese Zahl ein Jahr später bereits annähernd verdoppelt. Und der Trend hält an: Jedes Jahr im Herbst trifft sich die europäische Barbierszene auf der Nürnberger Friseurfachmesse HAARE, wo seit 2015 auch die »German Barber Awards« (ab 2017: »International Barber Awards«) entschieden werden. Unter mehr als 100 Teilnehmern aus Deutschland, Österreich und der Schweiz setzte sich dort 2015 Marco Sailer aus Mannheim durch, 2016 gewann Sezer Soylu aus Augsburg. Auch weibliche Barbiere gibt es in dieser Männerdomäne. Eine davon ist Jessyca Hartsoe aus dem baden-württembergischen Waghäusel, die in Nürnberg mit Sezer Soylu um die Trophäe konkurrierte.

Angesichts der zahlreichen Neueröffnungen Jahr für Jahr kann die nachfolgende Liste nur eine kleine Auswahl darstellen, ohne jeglichen Anspruch auf Vollständigkeit. Wir beginnen die – alphabetisch nach Städten in Deutschland, Österreich und der Schweiz gegliederte, mit keinerlei Wertung verbundene – Auflistung deshalb mit der Nennung von Internetadressen, mit deren Hilfe sich jeder aktuell einen Überblick verschaffen und weitere Informationen finden kann.

Internet

http://www.barbershop-finder.com/barbershop-verzeichnis-oesterreich/
http://bklynsoap.com/find-a-barber/de/deutschland/
http://bklynsoap.com/find-a-barber/de/schweiz/
www.hairbase.at/barber-shops/
www.snobtop.com/barber-shop-guide-fuer-deutschland/
www.stylehaeppchen.ch/lifestyle/maenner-moegens-haarig-schweizer-barber-shops/
www.thebarberparadox.ch/

Deutschland

Aachen
Deine Baderknechte
Hirschgraben 7
52062 Aachen
www.baderknechte.de

Augsburg
Barbershop
Von-Richthofen-Str. 38
86159 Augsburg
www.barbershop-augsburg.de

Klas
Ulmerstr. 24
86154 Augsburg
www.klas-augsburg.de

Bad Mergentheim
American Barbershop
Wolfgangstraße 2
97980 Bad Mergentheim
Tel. +49 (0) 7931/959982

Belheim
The House Of Handsome
113 Hauptstraße
76756 Bellheim
www.thehouseofhandsome.de

Berlin
Barber's
Zillestraße 79
10585 Berlin
www.barbers.berlin

Halit's Barber Shop
Bernstorffstraße 15
13507 Berlin
www.halitsbarbershop.de

Double Dragon Barber Shop
Invalidenstraße 155
10115 Berlin
www.doubledragonberlin.com

Kücük Istanbul
Flughafenstraße 15
12053 Berlin
kücükistanbul.de

Mino's Barbershop
Apostel-Paulus-Straße 31
10823 Berlin
www.minos-barbershop.de
Rowdy Barbershop
Kollwitzstraße 71
10435 Berlin
www.rowdy-barber.de

Udos Barbershop
Gardeschützenweg 65
12203 Berlin
udosbarbershop.de

Bremen
Will's Barbershop
Hans-Bredow-Straße 19
28307 Bremen
www.wills-barbershop.de

Chemnitz
Maximilian Barbershop
Straße der Nationen 26
0911 Chemnitz
www.facebook.com/
maximilianbarbershop/

Coburg
The Barber Shop
Markt 16
96450 Coburg
www.thebarbershop.de

Dortmund
Barbiero
Hermannstraße 162
44263 Dortmund
www.barbiero.de

Dresden
Tilo der Barbier
Schlossstraße 20
01067 Dresden
barber.tiloweidig.de

Düsseldorf
Captain's Barbershop
Lorettostraße 5
40219 Düsseldorf
captainsbarbershop.de

Hagi's Barber Shop
Graf-Adolf-Straße 76
40210 Düsseldorf
www.hagisbarbershop.de

Men's Barber Shop Terhardt
Scheurenstraße 25
40215 Düsseldorf
www.barber-shop-terhardt.de

Ra Barber Shop
62 Bahnstraße
40210 Düsseldorf
www.ra-barbershop.de

Erfurt
Barbershop Justmen
Drachengasse 1
99084 Erfurt
www.barbershop-justmen.de

The Barber
Arnstädter Straße 23
99096 Erfurt
www.the-barber.de

Frankfurt am Main
Julie's Barbershop
Rahmhofstraße 2
60313 Frankfurt am Main
www.juliesbarbershop.com

Torreto Barbershop
Basaltstraße 46
60487 Frankfurt am Main
www.torreto-barbershop.de

Freiburg im Breisgau
Schettler Barbershop
Gartenstraße 11
9098 Freiburg im Breisgau
www.schettler-barbershop.de

The Heritage
Fischerau 20
79098 Freiburg im Breisgau
www.the-heritage-fr.com

Greifswald
Barbershop Gentleman
Schuhhagen 25
17489 Greifswald
www.gentlemen-greifswald.de

Hamburg
Barber Shop Triple M
Wandsbeker Chaussee 162
22089 Hamburg
www.tripplem.de

Eric: Barbier
Ballindamm 36
20095 Hamburg
www.eric-barbier.de

Il Barbiere
ABC-Straße 4
20354 Hamburg
www.il-barbiere.de

Meinecke's Barbershop
Ballindamm 40
20095 Hamburg
www.barbershop-hamburg.de

Queens & Fools Barbershop
Suhrsweg 2
22305 Hamburg
www.queensandfools.de

Salon Behçet Algan
Bahrenfelder Straße 183
22765 Hamburg
salon-algan.de

Hannover
The Barbershop Hannover
Kornstraße 39
30167 Hannover
Tel. +49 (0) 511/89730420

Heidelberg
Der Barbier
Bergheimer Straße 1 A
69115 Heidelberg
www.derbarbier-heidelberg.de

Heilbronn
Snip-A-Man Barbershop
74072 Heilbronn
snipaman.de

Kiel
King's Barber
17 Wilhelminenstraße
24103 Kiel
www.kingsbarbershop.de

Köln
Barbershop Cologne
Brüsseler Straße 90
50672 Köln
www.barbershop-cologne.de

Brunos Barbershop
Waidmarkt 14
50676 Köln
Tel. +49 (0) 22/12 71 81 59

Leipzig
Men Only Barbershop
Waldstraße 38
04105 Leipzig
www.menonly-barbershop.de

Lichtenau
Über Stub Blatter
Pfarrstraße 2
77839 Lichtenau
www.barberstub.de

Lüdenscheid
Bubert Barbershop
Bahnhofsallee 1
58507 Lüdenscheid
bubert-barbershop.chayns.net

Mannheim
Sieferle & Sailer
Bar und Barber
Neckarvorlandstraße 17 A
68159 Mannheim
www.sieferleundsailer.de

Marburg
Raby's Barber Shop
35 Biegenstraße
35037 Marburg
Tel. +49 (0) 64/21 84 04 844

Mönchengladbach
Herr Feldmann
Wallstraße 14
41061 Mönchengladbach
www.herrfeldmann.de

München
Barber House
Pacellistraße 3
80333 München
www.barberhouse.com

Barber Shop
Boschetsrieder Straße 140
81379 München
www.barber-shop-muenchen.de

Barber Shop by David Fechner
Edelweißstraße 4
81541 München
www.davidfechner.de

baSH barbery
Augustenstraße 52
80333 München
www.bash-barbery.de

Naumburg (Saale)
Barbershop Rokar
Marienstraße 3
06618 Naumburg (Saale)
Tel. +49 (0) 15/21 49 53 524

Nürnberg
Babs the Barber
Rothenburger Straße 50
90443 Nürnberg
www.babsthebarber.com

Jimmy Ray's Barbershop
Kappengasse 6
90402 Nürnberg
www.friseurdesherrn.de

Offenburg
The Barbershop
Okenstraße 74
77652 Offenburg
Tel. +49 (0) 781/20 55 09 56

Regensburg
Barber Shop
Weichser Weg 5
93059 Regensburg
Tel. +49 (0) 94/14 60 80

Schondorf
Rockabillys & Gents Barbers
Schlichtener Straße 6
73614 Schorndorf
www.rockabillys-and-gents.de

Schweinfurt
KxK Barbershop
Obere Straße 30
97421 Schweinfurt
www.kk-barbershop.de

Siegburg
Der Barber
Markt 16
73721 Siegburg
derbarber.com

Stralsund
Barbershop Gentleman
Ossenreyerstraße 46
18439 Stralsund
www.gentlemen-greifswald.de

Stuttgart
Barbershop Herrenhausen
Charlottenplatz 6
70173 Stuttgart
www.facebook.com/
herrenhausbarbershop.de/

Barbershop – The gentleman's Club
Tübinger Straße 1
70178 Stuttgart
www.barbershop-tgc.de

Barbier Bülent
Biklenstraße 7
70327 Stuttgart
www.barbier-buelent.de

Deluxe Barber By Göksel
Robert-Koch-Straße 15
70563 Stuttgart
deluxebarber.de

Jack the ripper Tattoo & barber
Hackstraße 3
70190 Stuttgart
Tel. +49 (0)17/645944439

Keller Haircompany
Kronprinzstraße 28
70173 Stuttgart
www.keller-company.de

TIMI Der Barbier in Stuttgart
Ludwig-Pfau-Straße 8
70176 Stuttgart
timi-der-barbier.de

Trier
JoshT Barbershop
Brückenstraße 6, 54290 Trier
www.josht.de

Viechtach
Platzhirsch, Nußbergerstraße 26
94234 Viechtach
www.platzhirsch-viechtach.de

Waghäusel
Jessy's BarberGirls
Jessyca Hartsoe
Kronauer Str. 29
68753 Waghäusel

Waldkirch
Barbershop Marco Holz
Turmstraße 3, 79183 Waldkirch
www.barbershop-waldkirch.de

Weinsberg
Midtown Barbershop
Heilbronner Str. 2, 74189 Weinsberg
www.midtown-barbershop.com

Wiesbaden
Joe's Barbershop
Rathausstraße 74, 65203 Wiesbaden
www.barbershop.cc

Wuppertal
Shesher da Barbershop
Westkotter Straße 21, 42275 Wuppertal
Tel. +49 (0)202/94697340

Österreich

Graz
Barbier Wiesler
Grieskai 4
8020 Graz
www.hotelwiesler.com

Holy Tiger Barbershop
Münzgrabenstraße 20
8010 Graz
www.barbershop-graz.at

Linz
ClassMen Barber Shop
Scharitzerstraße 21
4020 Linz
Tel. +43 732/942131

Salzburg
Pepi's Barbershop
Plainstraße 55
5020 Salzburg
www.facebook.com/PepisBarbershop/

The Barber
Markus-Sittikus-Straße 3
5020 Salzburg
www.thebarber.at

Wien
Bernhard Krenn
Auerspergstraße 7
1080 Wien
www.bernhardkrenn.at

Brothers Barbershop
Neubaugasse 81
1070 Wien
www.barbershop.wien

Franz und Gloria
Schottenfeldgasse 77
1070 Wien
www.franzundgloria.at

Giller & Co – Wiener Barbiere
Stumpergasse 52
1060 Wien
www.gillerundco.com

Haarspalterei the Barbershop
Gerhard Uhrovcsik
Othmargasse 23
1200 Wien
www.haarspalterei.at

K.u.K. Hofbarbier
Arsalan Babapour
Operngasse 10
1010 Wien
www.hofbarbier.at

Nick's Barbershop
Donaufelder Straße 101
1210 Wien
www.haarstudio-plank.at

Royal Hair Update
Ralph Reitbauer
Getreidemarkt 18
1010 Wien
www.hairupdate.at

Schweiz

Aarau
Barber & Shop by Samir Iseini
Milchgasse 11
5000 Aarau
www.barberandshop.ch

Lugano
Matt's Barbershop
Via Pretorio 19
6900 Lugano
www.barberlife.ch

Luzern
Al-Capello Barbershop
Lindenstrasse 30
6015 Luzern
al-capello.ch

Zürich
Prostige Express Barbershop
Bederstrasse 105
8002 Zürich
www.facebook.com/prostigebarbershop/

Robert's Barbershop Zürich
Weinbergstrasse 25
8001 Zürich
www.roberts-barbershop.ch

The Barbershop Zürich/
Traditional Zürich Barbershop:
Alfred-Escherstrasse 23, 8002 Zürich
General-Wille-Strasse 8, 8002 Zürich
Löwenstrasse 37, 8001 Zürich
jeweils: www.thebarber.ch

DANK

Ich kann mein Buch nicht enden lassen, ohne den vielen Menschen zu danken, die mich während dieses Abenteuers unterstützt und dieses Projekt möglich gemacht haben:

Anthony Galifot für seine besonnenen Tipps, aber auch dafür, dass er vor einigen Jahren die Barbierausbildung in Frankreich neu angekurbelt hat;

Swann Balan, Gründer von Barbe N Blues, mit seinem herrlichen Sortiment an natürlichen Bartpflegeprodukten;

den Barbieren Abder BlackBeard, Damien Bournique, Rudy Dars, Alex Haircut's, Fatih alias Ottoman Barber, Sébastien Paucod, Clara und Greg dafür, dass sie mich an ihrer Leidenschaft teilhaben lassen;

Frédéric von Planète Rasoir, Organisator des »Journée du coupe-chou« (Tag des Rasiermessers), der ohne Zweifel der leidenschaftlichste von allen ist;

Gilles de Thiers-Issard dafür, dass er das Rasiermesser meines Großvaters wieder zum Leben erweckt hat;

Aude und Jeanne vom Verlag Eyrolles, dass sie sich eines ursprünglich sehr maskulinen Themas angenommen haben.

Außerdem möchte ich meinen Freunden für ihr wiederholtes Korrekturlesen und ihre zahlreichen Anmerkungen danken:

Amélie, Fred, Marie-Aude, Stéphanie, Christophe, Sébastien, Nadège, Charlotte, Rémy und Guillaume;

meinen Eltern, die mich bei allen meinen Projekten unterstützen;

meiner Frau, die es während des Schreibens ertragen hat, mich von früh bis spät über Bärte reden zu hören ...

Danke auch an Olivier und Matthieu für unsere gemeinsamen abgeschlossenen und zukünftigen Projekte.

Und schließlich ein großes Dankeschön an die Leser von BarbeChic, ohne die dieses Projekt nicht möglich gewesen wäre.